主　编　张庆玲　贺　英　褚玲玲
副主编　唐丽丽　佘　兮　董　燕

基于SABC模式的
焦虑抑郁防治
重塑你的大脑回路

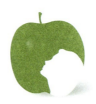

上海科学技术出版社

图书在版编目（CIP）数据

基于SABC模式的焦虑抑郁防治：重塑你的大脑回路 / 张庆玲，贺英，褚玲玲主编. -- 上海：上海科学技术出版社，2021.11
 ISBN 978-7-5478-5508-9

Ⅰ. ①基… Ⅱ. ①张… ②贺… ③褚… Ⅲ. ①焦虑－防治－通俗读物②抑郁症－防治－通俗读物 Ⅳ. ①R749.7-49②R749.4-49

中国版本图书馆CIP数据核字(2021)第198258号

基于SABC模式的焦虑抑郁防治
重塑你的大脑回路

主　编　张庆玲　贺　英　褚玲玲
副主编　唐丽丽　佘　兮　董　燕

上海世纪出版(集团)有限公司
上海科学技术出版社　出版、发行
(上海市闵行区号景路159弄A座9F-10F)
邮政编码201101　www.sstp.cn
上海雅昌艺术印刷有限公司印刷
开本889×1194　1/32　印张7
字数：130千字
2021年11月第1版　2021年11月第1次印刷
ISBN 978-7-5478-5508-9/R·2395
定价：38.00元

本书如有缺页、错装或坏损等严重质量问题,请向工厂联系调换

内容提要

基于 SABC 模式的系统干预是指从压力处境（stress-induced situation, S）、情感反应（affective response, A）、身体反应（bodily response, B）和认知反应（cognitive response, C）这四个环节出发，将认知行为疗法融入其中，通过引入持久的认知和行为改变来重塑大脑回路，以改善情绪及身体状况，修正错误认知，提升行为技巧，从而达到减轻焦虑的效果。

本书共五章，第一章重点介绍"三脑理论"以及 SABC 模式对焦虑抑郁的系统防治机制；第二、第三章重点介绍基于 SABC 模式的焦虑、抑郁防治具体措施；第四章阐述焦虑和抑郁的区别与联系；第五章介绍医学上难以解释的躯体化障碍患者的特点。

本书理念新颖，提供的焦虑、抑郁防治措施具有可操作性，可供焦虑障碍、抑郁障碍和躯体化障碍的患者及家人阅读，也可作为精神、心理卫生相关工作人员的参考书。

编者名单

主　编	张庆玲　贺　英　褚玲玲
副主编	唐丽丽　佘　兮　董　燕
参编人员 （按姓氏拼音排序）	陈　健　陈　萍　程绪平 冯　丹　黄　鹂　惠　晓 宦小芳　李　华　李　琴 李思月　李燕玲　刘　玲 罗淑秀　谭　群　孙小莉 王　云　张　英　周晓菊
录　音	刘宸玮
绘　图	牟宇双　李　娟

前言

笔者第一次从香港中文大学梁耀坚教授的讲座"在心智科学年代的精准认知行为治疗模型"中听到 SABC 模式这个概念，就有一种莫名的激动。SABC 模式既诠释了压力反应机制，也阐述了焦虑和抑郁的系统防治理念。SABC 模式本质上是针对焦虑和抑郁发生机制的系统认知行为疗法，因为其系统性更有利于保障防治效果。其中，健康的生活方式是促进心身健康的根本，在焦虑和抑郁的防治中发挥重要作用。通过改变认知及行为，大脑回路终生都可以被重塑，这也是认知行为疗法能够发挥作用的生物学基础。SABC 模式启发人们从大处着眼、小处着手，既反映了心身一体的整体观，又具有很强的可操作性。

SABC 模式非常便于广泛宣传和推广。我们首先在心理门诊的患者治疗中践行 SABC 模式，收到了很好的效果。后来，将其推广到肺癌、乳腺癌和肝癌患者群体中，也颇受患者及其家属的欢迎。起初，我们只是想在患者群体中推广应用 SABC 系统防治理念，但在推广过程中发现，SABC 系统防治模式具有广泛的适用性，普通健康人群也能从中受益。因此，我们决定将 SABC 模式推广内容编写成册并出版。

本书编写历时 2 年，在此要特别感谢参与编写的各位编者，正是大家在百忙之中的参与和坚持，本书的编写才得以顺利完成。同时，也要特别感谢广大的患者朋友，是他们的积极配合与反馈，让我们更多地了解到SABC模式系统防治的良好效果。特别让人感动的是，有的患者朋友还将自己患病治病的过程和感受写出来与大家分享。书中所写案例均来自临床实践，为了保护患者隐私，我们对有些信息进行了修改，书中有些个案甚至是多个临床案例的整合。编写时，我们力求内容通俗易懂、简明实用，兼具专业性与科普性，以使更多人能从中受益。由于我们水平和能力有限，书中难免有疏漏与不足，请读者朋友及时指正。

张庆玲

二〇二一年一月于重庆

目录

第一章
健康与 SABC 模式　　1

第二章
焦虑防治　　9

一、现实性焦虑　　10
二、病理性焦虑　　11
三、焦虑的发生机制　　13
四、焦虑的危险因素　　24
五、病理性焦虑的主要表现　　29
六、基于 SABC 模式的焦虑防治措施　　48
七、树立良好的生活态度　　84
八、抗焦虑生活及心智习惯清单　　106

第三章
抑郁防治　　107

一、非病理性抑郁情绪　　108
二、病理性抑郁　　110

三、抑郁相关脑部结构 111
四、抑郁的危险因素 118
五、抑郁障碍的临床表现 124
六、基于 SABC 模式的抑郁防治措施 136
七、养成良好的大脑习惯 173
八、抗抑郁生活及心智习惯清单 188

第四章
焦虑与抑郁的区别、联系及焦虑与抑郁自查 191

一、焦虑与抑郁的区别和联系 192
二、焦虑、抑郁自查方法 193

第五章
与焦虑、抑郁相关的躯体不适障碍 203

参考资料 210

第一章
健康与 SABC 模式

医学模式是一种关于医学整体的概念模式，是指人们的医学观和医学思维方式以及医疗卫生体制结构，是人们对人类生命、健康和疾病的根本观点和总的看法，也是各个历史时期具体医疗活动和医学研究活动的总指导原则。医学模式的形成和演变是一个历史过程，先后经历了古代神灵医学模式、自然哲学医学模式、近代生物医学模式和现代生物-心理-社会医学模式四个阶段。

SABC模式是现代生物-心理-社会医学模式总体原则指导下，基于焦虑抑郁的发生机制构建的系统化精准认知行为疗法。其中的四个关键因素包括压力处境（stress-induced situation，S），以及压力处境下的情感反应（affective reaction，A）、身体反应（bodily reaction，B）和认知反应（cognitive reaction，C）。

生物医学模式是工业社会背景下的产物，对近代西方医学的发展起到了巨大的推动作用，为现代医学的诞生奠定了强大的基础，但其也有局限性。1977年美国医生恩格尔批评了生物医学模式"还原论"和"心身二元论"的局限，并提出了"生物-心理-社会医学模式"概念。这一模式并不排斥生物医学研究，而是强调生物医学以系统论为概念框架，以心身一元论为基本指导思想，把生物、心理和社会因素作为一个三维坐标系，把人的心理活动纳入视野，把人的健康和疾病放在社会系统中去理解。它既要考虑患者发病的生物学因素，又要考虑有关的心理因素及环境和社会因素的影响。现代医学模式认为，人不仅是由各种器官组织构成的有机实体,而且是具有各种复杂心理活动的社会成员,一切不良精神刺激、不恰当的生活方式、不良行为与环境因素都可导致疾病发生。

世界卫生组织提出,健康不仅是没有疾病,而且是生理、心理、社会的完好状态和道德健康。世界卫生组织界定的现代整体健康观认为,健康的一半是心理健康。心理健康是指个体内部心理过程与外界环境和谐一致并且适应良好的一种心理状态。个体的心理健康状态受多种因素影响。根据布朗芬布伦纳提出的生态系统理论,个体的心理发展不仅受直接环境影响,也受广泛的自然环境和社会环境影响。国际经验表明,当一个国家的现代化进程开始加速,或者说当一个社会处于急剧转型时期时,不仅社会问题频繁发生,心理问题也会大量凸显。当前,我国正处于经济社会快速转型阶段,生活节奏的加快和社会竞争的加剧对人们原已形成的社会心理系统产生巨大冲击,容易诱发心理问题,导致心理痛苦。2018 年发布的《中国城镇居民心理健康白皮书》,对全国约 112 万城镇人口的心理健康大数据分析结果表明,我国约 73.6% 的人处于心理亚健康状态, 16.1% 的人存在不同程度的心理问题,心理健康的人仅占 10.3%。同时白皮书数据表明,在城镇居民特别是城镇慢病患者群体中,焦虑和抑郁问题最为突出。因此,人们的心理健康日益受到重视。

心理痛苦是指由各种原因导致的不愉快情绪体验,包括心理(认知、行为、情感)、社会和(或)精神体验等方面,表现为脆弱、悲伤、害怕等情绪反应或焦虑、抑郁、恐惧、社会孤立感、精神危机等严重心理问题。心理痛苦的持续存在降低了个体的危机应对能力和生活质量。目前，心理痛苦已被列为继体温、脉搏、呼吸、血压、疼痛之后的第六大生命体征，其主要核心症状表现为焦虑和（或）抑郁。如何管理焦虑和抑郁，对减轻心理痛苦、提高生活质量、提升心理健康水平有着重要的意义。

我国第一部心理健康蓝皮书《中国国民心理健康发展报告（2017—2018）》表明，在常见心理疾病知晓率的考查上，国民知晓率高于90%的两种疾病是焦虑症和抑郁症。同时蓝皮书指出，在当前社会发展阶段，我国国民心理健康服务需求极大，但现实中获得心理咨询服务并不便利。针对具体的心理健康需求，调查显示国民需求率最高的是关于心理健康"自我调节"的知识。

研究表明，焦虑和抑郁的发生极少是单因素导致的，单一方法或单一因素的干预虽然有一定的作用，但作用较弱，有些作用的持续时间也很有限。因此，围绕焦虑和抑郁的发生机制，从多角度、多方位入手的系统防治显得十分重要。系统防治模式本质上是针对焦虑和抑郁发生机制的系统认知行为疗法，因为其系统性更有利于保障防治效果。其中，健康的生活方式是促进心身健康的根本，在焦虑和抑郁的防治中发挥重要作用。

焦虑和抑郁的发生与压力反应有密切关系。为便于理解个体的压力反应，有必要介绍一下美国心理学者保罗·麦克林博士提出的"三脑"理论。"三脑"理论将大脑的结构按功能划分为三个部分，分别是以前额叶皮质为主的"认知脑"区域、边缘系统所在的"情绪脑"区域及脑干所在的"爬行脑"区域。"认知脑"区域通过对外界事物的理解判断来决定采取何种策略应对压力，是个体理智的来源。"情绪脑"区域储存了过去的体验记忆，面对压力时负责调取记忆体验相应的恐惧或愉悦情绪。"爬行脑"区域是大脑最里层的部分，主要是保证身体安全和个体存活，负责掌管人类最基本的生理活动，如呼吸、心跳、脉搏等。当人感到有威胁时，"爬行脑"就会被激活，自动做出战斗、僵直或逃跑等身体动作。大脑的这三个区域无法时刻保持协调一致，因为负责理智的"认知脑"区域是人类最年轻的大脑区域。在面临压力危机时，"情绪脑"更占上风，比"认知脑"能够更快识别环境中的危险，并直接向负责内脏活动的中枢——"爬行脑"发放信号，此时"认知脑"受到抑制，很难开展工作。这就能理解为什么在生活中遇到危险时，还没能想清楚为什么感到害怕、如何去应对危险就有了情绪反应和被恐惧的情绪所击倒，从而引起系列生理反应，如心慌、心跳加速、手心出汗等。

心理学认为，压力是由压力源与压力反应共同构成的一种认知和行为体验过程。因此，处于各种压力源之下的个体会出现不同类型的压力反应，包括心理反应及生理反应，而心理反应又包含认知反应、情绪反应及行为反应。SABC模式包含压力反应的四个关键因素。那么，这四个因素是如何工作并相互影响的呢？首先，压力反应由脑部启动，大脑杏仁核对感官刺激产生情感反应，情感反应包括正面情感反应、中性情感反应和负面情感反应。其次，相应的情感反应启动关联的身体反应，激起相关工作记忆。最后，情感反应、身体反应及相关工作记忆会主导注意力方向，影响认知，进而影响行为方向。在长期不适的压力下，杏仁核对感官信息常常产生负面情感反应，从而激发内分泌系统和交感神经系统反应，导致压力激素皮质醇长期偏高，从而使血糖、血脂、血压长期偏高。另外，皮质醇促进蛋白质分解，将较大的氨基酸分解成葡萄糖，导致一些重要的神经递质下降，使身体产生不良反应，并产生负面意念与意识体验。

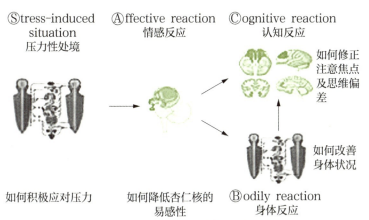

循SABC模式的焦虑抑郁综合防治构思

注：S、A、B、C取自四个关键因素的首字母大写。

神经科学早已揭示了认知行为神经基础的基本原理，认为不同的认知行为与脑内不同状态的神经环路有关。研究显示，心理障碍大多源于由经验导致的不良大脑回路，但是大

第一章
健康与 SABC 模式

脑回路并不是一成不变的。通过改变认知及行为，大脑回路终生都可以被重塑，这也是认知行为疗法能够发挥作用的生物学基础。近年来，磁共振成像技术在焦虑症和抑郁症的发病机制和治疗研究中得到了广泛应用。国内外研究一致认为不同脑区组成的神经环路之间功能连接异常是焦虑症和抑郁症的病理学基础，而认知行为治疗可以促进患者相关脑区功能连接恢复，从而改善焦虑和抑郁症状。SABC 系统防治模式正是从如何积极应对压力、如何降低杏仁核易感性、如何修正认知反应及如何改善身体状况这四个环节出发，将认知行为疗法融入其中，通过引入持久的认知和行为改变来重塑大脑回路，帮助改善不良情绪反应及身体症状，修正错误认知，提升行为技巧，从而达到减轻焦虑和抑郁的效果。

近年来，精准医学的发展要求治疗疾病需精准了解其发生机制，唯有如此才能有的放矢。基于精准防治理念的 SABC 系统防治模式就是基于焦虑和抑郁的发生机制构建的系统化精准认知行为疗法。与针对单一因素的治疗模式相比，SABC 系统防治模式更具针对性和整体优化性，因此能够更有效地防治焦虑和抑郁，更好地满足当前我国民众对心理健康服务的需求。

通过改变认知及行为，大脑回路终生都可以被重塑，这是认知行为疗法能够发挥作用的生物学基础。

第二章
焦虑防治

中国一项全国性的关于精神障碍横断面流行病学调查纳入了中国 31 个省 157 个代表性人口疾病监测点，共调查了 32 552 人。调查结果显示，焦虑障碍是中国最常见的精神障碍，终生患病率高达 7.6%。终生患病率指截止调查时间点已患病人数与被调查总人数的百分比，已患病人数指正在患病人数与以前患病现已痊愈的人数之和。来自 21 个国家的数据显示，焦虑障碍终生患病率为 5%~25%，但焦虑障碍的识别率低且治疗不足的情况在全球范围内普遍存在。发达国家对焦虑障碍的识别率很少超过 50%，有的识别率还不到 10%。调查显示，焦虑障碍需要治疗的比例是 41.3%，接受任何治疗的比例是 27.6%，接受可能足量治疗的比例只有 9.8%。

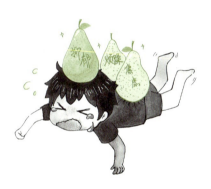

一、现实性焦虑

焦虑是人的基本情绪，是一种令人不愉快的痛苦体验。焦虑是向个体发出的危险警报，提醒人们警觉各种内部或外部危险，在生活中起重要保护性作用。另外，焦虑情绪有利于动员机体处于战备状态。焦虑时自主神经支配的器官处于兴奋状态，表现出瞳孔扩大、心跳加快、血液循环加速、机体代谢增快、警觉性增强，为采取行动对付危险做好准备。焦虑参与了学习与经验的积累过程。

焦虑的基本意义是使生物个体保持必要的警觉性，这和生物体的自我防御直接相关。一定程度的焦虑不仅是正常的，而且是与环境相适应的。适度焦虑时行为的效能可能会更好，对健康和正常功能的维持具有一定的重要性。比如，当我们参加考试或在公共场合发言前，焦虑会激励我们去做充分的准备。与危急情况和难以预测、难以应付的事件有关的焦虑，也叫现实性焦虑。现实性焦虑所表现的是对现实的潜在挑战或威胁的一种情绪反应，这种情绪反应与现实威胁的事实相适应，是一个人在面临其不能控制的事件或情景时的一般反应。其特点是焦虑的强度与现实的威胁程度相一致，并随现实威胁的消失而消失，因而具有适应性意义。现实性焦虑有利于个体动员身体的潜能和资源来应对现实威胁，可以通过有效解决问题和心理调节恢复正常，也可随着事过境迁而消除。因此，现实性焦虑是人类适应和解决问题的基本情绪反应，是人类在进化过程中形成的一种适应和应对环境的情绪与行为反应方式。

现实性焦虑具有适应性意义！

二、病理性焦虑

无明确诱因的焦虑或在微弱诱因下出现的过度焦虑被视

为病理性焦虑。焦虑可以是一个症状。因为焦虑症状非常引人注目，以致我们有时只把注意力集中在焦虑上，而忽略了对诊断至关重要的历史数据和其他症状。焦虑症状有时可能提示物质使用问题、另外的医学问题，甚至不同的精神障碍问题的存在。

焦虑也可以是一种病。在《国际疾病分类》第十一次修订本（ICD-11）中，焦虑及恐惧相关障碍指以过度恐惧和焦虑以及相关的行为障碍为特征，其症状可以严重到足以导致个人、家庭、社会、教育、职业或其他重要功能领域的巨大痛苦或损害。恐惧和焦虑是密切相关但又有所不同的两种现象：恐惧是对当前感知到迫在眉睫的威胁的一种反应；焦虑则更倾向于指向未来，代表预期的威胁。焦虑及恐惧相关障碍主要包括广泛性焦虑、惊恐障碍、旷场恐惧症、特定恐惧症、社交焦虑障碍、分离性焦虑障碍和选择性缄默症等。

焦虑及恐惧相关障碍包括以下基本特点：焦虑情绪的强度并无现实的基础或与现实的威胁明显不相称；焦虑导致精神痛苦和自我效能下降，是一种非适应性反应；焦虑相对持久，不随客观问题的解决而消失，常常与人格特征有关；表现出以自主神经系统症状为特征的紧张情绪状态，包括胸部不适、心悸、气短等；预感到灾难或不幸的痛苦体验；对预感到的威胁感到异常痛苦和害怕，并缺乏应对能力甚至现实的适应而受影响。

病理性焦虑与现实性焦虑不同：第一，病理性焦虑是无缘无故的、没有明确对象和内容的焦急、紧张和恐惧；而现实性焦虑有明确的对象，是对现实存在的挑战或威胁的担心、紧张。第二，病理性焦虑是指向未来某些不确定的威胁，但是焦虑者自己说不出究竟具体存在何种威胁或危险。第三，病理性焦虑持续时间很长，如不进行积极有效的治疗，可几周、几月甚至数年迁延难愈。焦虑除了呈现持续性或发作性惊恐状态外，可同时伴有多种躯体症状，需要进行心理行为和药物的专业干预。

病理性焦虑需要进行心理行为和药物的专业干预！

三、焦虑的发生机制

对焦虑进行系统的学术研究起源于19世纪末20世纪初，当时主要集中在哲学领域和心理学领域。学者们从各自的领域探讨焦虑的形成机制。行为主义流派、认知流派、人本主义流派纷纷建立各自的焦虑学说；生物学领域也开始崭露头角，神经心理学、生物化学及精神药理学提出了各自关于焦虑的见解。百家争鸣的局面极大地促进了人们对焦虑的认识，驱使大家从全面的角度（生物-心理-社会）去认识焦虑。目前关于焦虑的发生机制主要有以下几种观点。

（一）认知心理学派观点

认知心理学派认为：认知过程在焦虑的发展过程中扮演

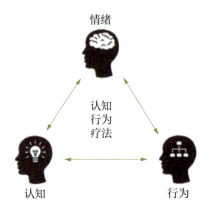

重要角色,决定焦虑程度的不只是客观存在的危险,更重要的是个人对危险的评估和解读。病理性焦虑者往往会高估实际情景中的危险程度,并且固执地依赖逃避的方式处理他们的恐惧。这是导致焦虑发生的主要原因。因此,在认知心理学派看来,不是生活中的事件引起焦虑情绪,而是个体对事件的消极解释或看法引起了焦虑情绪。

意识不仅仅作为大脑对客观世界的被动反映,而且还具有主观能动性,对人体生理活动具有调节和控制作用。根据这一理论,心理因素完全可以成为疾病产生的原因。有研究显示,认知上容易焦虑的个体面对实际情景中的危险刺激时会高估其危险程度。这类人的特点是过度警惕威胁的征兆,产生有威胁的自发思想,且通过躲避这些危险的刺激无法找到安全感。这种无尽的担忧会形成漫长的循环,使得焦虑者难以把注意力集中到别的事情上。

此外,认知上容易焦虑的个体具有选择性偏向,他们容易记住与危险刺激有关的词汇或图像。当这些词汇或图像出现时,他们能迅速地发现并感到焦虑,即使这一刺激并不是危险刺激本身。"一朝被蛇咬,十年怕井绳"就是这样的例子。这种非理性的认知使他们比其他人更容易焦虑,且更不

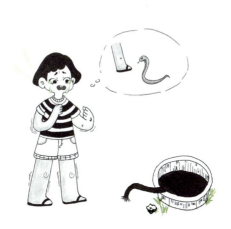

容易摆脱焦虑的困扰。

长期的负性认知导致患者无法理性思考,以致陷入焦虑的漩涡中无法自拔。目前广泛用于治疗焦虑的认知疗法,就是通过帮助患者矫正错误的认知,指出错误认知与焦虑的关系,使其能对危险本身产生理性的认识,从而达到治疗的目的。在SABC模式中,C环节着重强调如何纠正注意焦点及思维偏差。

逃避只能缓解暂时的恐惧。从长远来说,面对才是最好的解决方式!

(二) 行为主义心理学派观点

早期行为主义学派代表人物华生认为,对行为的研究包括刺激和反应两个方面。刺激是指外界环境和身体内部的变化,如声音、光线、饥饿、口渴等都可以成为刺激。反应是指有机体所做的任何外部动作和腺体分泌。反应有先天反应和习得反应两种。习得反应是通过建立条件反射学会的。无论是正常的行为还是病态的行为，都是经过学习而获得的。以托尔曼为代表的新行为主义学家认为，在个体所受刺激与行为反应之间存在中间变量，这个中间变量是指个体当时的生理和心理状态，包括性、饥饿、知觉能力、运动技能，等等。

传统行为主义理论认为，焦虑是从学习中习得的。当一个中性刺激与一个危险刺激同时出现时，中性刺激也会变成危险出现的标志。人们会本能地回避这些中性刺激，以缓解焦虑症状。随着时间的推移，回避的范围会不断扩大。回避的范围不断扩大导致心理和生理活动范围变小，最后避无可避。举个例子：一次英语考试后，小 A 由于考试成绩不理想遭到英语老师当众批评（危险刺激），那么可能当英语老师再次出现在课堂（中性刺激）时，小 A 便会感到焦虑不安，并且试图回避这个刺激。甚至随着时间的推移，回避的范围可能会不断扩大，以至于小 A 再也不敢和这位老师接触。焦虑情绪出现时还会伴有许多躯体症状，这也可能成为个体新的担忧，于是出现心不由己、身不由己、情不由己！例如，当焦虑情绪出现时，有些个体可能会出现心慌、心跳加快及失眠等症状，这会使其担心自己是否患有生理疾病，增加其担忧的范围。随着时间的推移，个体觉察到周围的环境充满危险和不安全感。虽然个体最初所受到的危险刺激是现实的、情理之中的，但由于没有得到及时疏导，最初的担心逐渐泛化，这时他们仅通过生理上回避某些特定刺激已无法获得安全感。此时，即使消除原发事件的刺激，其仍处于焦虑之中，即已陷入病态焦虑。

既然焦虑是经过学习获得的，当然也可以通过学习而更改或消除。根据焦虑患者症状的不同，治疗师常常运用不同的行为治疗方法。如果患者的焦虑症状与某些确定的情境有关，治疗师常常运用"系统脱敏"法降低患者对这些特定因素的焦虑程度。如果患者的焦虑症状游离于任何特定情境，治疗师常常运用"放松训练"来降低患者的总体紧张水平。针对焦虑症患者经常表现出的无助感，建议患者通过学习有用的技巧来提高面对各种情境的信心。

> 焦虑是经过学习而获得的，当然也可以通过学习而改变！

（三）精神分析心理学派观点

精神分析学家认为，焦虑是内心冲突的产物，来源于潜意识中矛盾斗争的结果。其原因和过程常常不被本人所认识。弗洛伊德认为，焦虑是受压抑的力比多（libido）的一种发泄方式，是自我和本我之间、本能欲望和现实调节之间冲突的结果。力比多即性力，这里的性不是指生殖意义上的性，而是泛指一切身体器官的快感。弗洛伊德认为，力比多是一种本能，是一种力量，是人的心理现象发生的驱动力。焦虑被理解为潜意识危险存在的信号，只要自我觉察到潜在的或真实的危险就会引起焦虑。然后，机体将会启动防御机制来斗争或躲避，若不能启动有效的自我防御机制，将会产生更为强烈和持久的焦虑或其他神经症状。也就是说，焦虑既是心理冲突的产物，又代表自我为消除冲突所做的努力。

例如，某高中生成绩一直比较优秀，一次考试，在全校排名下降了50余名，心里感觉很难受。晚上，她梦见自己因为和同学说话太多导致成绩下降，于是在梦中就变得不能说话了。第二天醒来，她真的不能说话了，但听得懂别人讲话，也可以通过书写与人交流。心理咨询师了解到其情况后，与她一起探讨了其内在情感反应和外在行为表现的关系，并告诉她不想讲话也可以不讲，想讲的时候再表达。随访了解到，回家3天后她就开口讲话了。

精神分析学派十分强调早期经历对人格发展的影响，如弗洛伊德强调俄狄浦斯情结（恋母情结）对个体焦虑的影响。其学生兰克则认为焦虑起源于分娩创伤，并认为人的一生就是不断分离及不断追求自主性的过程，分离会带来焦虑感。沙利文认为焦虑来自成长过程中人际关系失调，他认为焦虑是人际关系分裂的产物，与自尊受到威胁有关，而自尊又得之于重要他人的评价，重要他人又是以社会文化标准来评价个体的行为方式。这就揭示了社会文化环境如何对焦虑产生作用。

焦虑既是心理冲突的产物，又代表自我为消除冲突所做的努力！

（四） 神经科学观点

为什么会出现喜怒哀乐？其实这背后有一些特定的元素在"作祟"。科学家把这些元素称作"神经递质"。神经递质在大脑内部流动，每一种神经递质都发挥着自己独特的作用，导向不同的行为、思想和情感。有人认为，焦虑的发生有其神经生物学基础，外部事件是它的诱发因素而不是直接原因。目前对焦虑的解释主要有神经递质假说和神经内分泌紊乱假说两种。

1. 神经递质假说

中枢神经系统以突触的形式进行信息传递，其中最主要的是化学性突触传递。神经递质由突触前膜释放，通过突触间隙与突触后膜上的神经递质受体相结合，完成神经信息传递功能。研究发现，神经递质广泛参与机体内的生理活动。病理性焦虑的发生与突触间隙单胺类神经递质浓度的改变密切相关。单胺类神经递质神经元分布于脑的许多不同区域及核团，参与情绪的调节。当各种原因导致神经突触间隙单胺类神经递质浓度异常时，个体会表现出焦虑。主要的神经递质有如下几种。

（1）5-羟色胺：5-羟色胺（5-hydroxytryptamine，5-HT）又称血清素，是一种单胺类递质，5-HT神经元及其受体大量分布于与焦虑相关的脑区，如大脑边缘系统、海马回、中缝核及伏隔核等，这部分区域与焦虑相关。血清素可以影响人的胃口、食欲、睡眠、性欲,参与个体情绪调节,让情绪变得宁静、平和。适量提高血清素含量,能改善睡眠,让人镇静,减少急躁情绪,带来愉悦感和幸福感,带给人更多的欢乐。

5-HT 是一种抑制性神经递质,能抑制大脑产生紧张情绪。5-HT 功能不足时,杏仁核的 5-HT 信息输入减少,杏仁核过度激活,恐惧相关的信息输出增多,故大脑一直处于紧张不安的状态,产生焦虑。5-HT 不能太少,也不宜太多,太多 5-HT 会令人感觉疲乏,注意力涣散甚至打瞌睡。因此,保持大脑 5-HT 水平平衡非常重要。5-HT 是调节冲动的专家,它能在平复心境的同时抑制焦虑、抑郁、攻击行为和冲动倾向。常用的具有抗焦虑作用的抗抑郁药如盐酸氟西汀等 5-HT 重吸收抑制剂就是与突触前膜 5-HT 转运体结合,抑制 5-HT 再摄取,增加突触间隙 5-HT 水平,产生抗焦虑和抑郁疗效。

(2) 去甲肾上腺素:去甲肾上腺素(noradrenaline, NE)是一种重要的单胺类神经递质,广泛作用于不同的脑区,调控觉醒和应激反射。NE 紊乱与负性情绪增加和正性情绪减少同时相关。NE 系统的失衡可导致恐惧焦虑。常用的抗焦虑抑郁药如度洛西汀、文拉法辛等 NE 重吸收抑制剂就是与突触前膜 NE 转运体结合,抑制 NE 再摄取,增加突出间隙 NE 水平,上调脑内单胺神经递质含量,产生抗焦虑和抑郁疗效。多数交感神经节后纤维释放的递质是去甲肾上腺素,对效应器具有兴奋作用。这种神经递质是人体的警钟。它能识别危险，同时激发大脑分泌肾上腺素来做出应对。

（3）γ-氨基丁酸：γ-氨基丁酸（γ-aminobutyric acid，GABA）属强神经抑制性氨基酸，具有镇静、催眠、抗惊厥、降血压的生理作用。GABA是一种天然存在的非蛋白质氨基酸，是哺乳动物中枢神经系统中重要的抑制性神经递质。GABA在脑内的浓度变低，则抑制作用减弱，个体更容易体验到焦虑情绪。GABA是大脑中分布最为广泛的抑制性神经递质。如果GABA和5-HT同时缺乏，人的攻击性和暴力倾向就会增加。GABA有平复情绪的作用，常用于焦虑的治疗。

（4）多巴胺：多巴胺（dopamine，DA）是一种能让人们感觉非常愉快的神经递质，它控制动作、喜悦和行动力，对警觉意识尤其是对新事物的兴奋感必不可少。DA在认知、情绪调节中具有重要作用。近年来研究证实，多巴胺能系统尤其是多巴胺D2样受体参与焦虑情绪的调节，但DA调节焦虑的详细机制有待进一步研究。外向者的神经系统倾向于让人"加速"，而DA是外向者首要的神经递质。

2. 神经内分泌紊乱假说

身体内部的稳态需要神经系统和内分泌系统共同作用才能维持。神经细胞通过传导冲动在神经末梢释放神经递质，直接作用于内分泌腺和内分泌细胞，分泌特殊的化学物质来对机体进行控制与调节。研究发现，人体内的某些神经细胞具有内分泌功能,这些神经细胞能把神经的活动转换为激素释放。人们把这种现象叫做"神经内分泌"。

研究发现,病理性焦虑者的下丘脑-垂体-肾上腺素轴(hypothalamic-pituitary-adrenal axis,HPA)功能活动增强,下丘脑通过分泌促肾上腺激素来调节肾上腺皮质激素,较高的肾上腺皮质激素抑制下丘脑-垂体-甲状腺轴(hypothalamic-pituitary-thyroid axis,HPT)的功能。甲状腺功能与神经活动密切相关。HPT功能紊乱会对脑组织产生影响,使精神出现异常。内分泌功能紊乱会引起心理或行为方面的改变,焦虑的发生通常源于外界刺激产生的应激反应,这种应激反应会引起人体内分泌系统改变。

(1)下丘脑-垂体-肾上腺轴:应激反应是机体对环境刺激做出的反应,而该反应可刺激HPA,引起促肾上腺皮质激素和皮质醇释放增加。在应激状态时,下丘脑通过释放促肾上腺皮质激素释放激素刺激垂体前叶分泌促肾上腺皮质激素,进而刺激肾上腺皮质释放皮质醇,皮质醇又负反馈调节生长激素释放因子和促肾上腺皮质激素。研究发现,焦虑症患者血浆中促肾上腺皮质激素水平较健康人高,当HPA功能异常亢进时,患者会表现为垂体和肾上腺体积增大,促肾上腺皮质激素释放激素浓度增高。

(2)下丘脑-垂体-甲状腺轴:研究表明,在患有焦虑症的人体内可以观察到HPT发生改变。甲状腺功能异常会诱发情绪反应,引起焦虑。多项研究发现,在焦虑状态下,焦虑患者血清中甲状腺激素包括游离甲状腺素(free thyroxine,

FT4)、游离三碘甲状腺原氨酸（free triiodothyronine，FT3）含量呈下降趋势。此外，甲状腺激素的合成和分泌主要是受 HPT 调节，当血清中 FT3、FT4 水平降低时会触发机体的负反馈调节，引起下丘脑释放促甲状腺激素释放激素（thyroid stimulating hormone releasing hormone，TRH）及垂体前叶分泌促甲状腺激素（thyroid-stimulating hormone，TSH）。

（3）下丘脑-垂体-性腺轴：下丘脑-垂体-性腺轴（hypothalamic-pituitary-gonad axis，HPG）调控性激素的分泌。心理及躯体应激会损害 HPG，从而影响性激素释放的调节。近年来研究发现，更年期群体更容易产生焦虑或抑郁等症状，其原因可能与性激素水平降低有关。更年期妇女雌激素含量降低，使得 HPG 失调，从而表现出焦虑、抑郁及认知障碍等症状。有学者通过对比焦虑症人群与正常人体内释放的生长激素（growth hormone，GH）含量，证实焦虑症人群体内 GH 水平降低，表明 GH 可能通过影响 HPG 参与焦虑情绪的调节过程。

3. 免疫功能紊乱假说

临床研究发现，焦虑患者多伴有免疫功能紊乱，焦虑症人群的免疫功能紊乱多表现在 T 细胞功能异常。将广泛性焦虑者与健康正常人比较，体外细胞培养中，前者 T 细胞的活动减少，而肿瘤坏死因子-α（tumor necrosis factor-α，TNF-α）和白细胞介素-17（interleukin-17，IL-17）的水平显著升高。

> **神经递质在大脑内部流动，每一种神经递质都发挥自己独特的作用，导向不同的行为、思想和情感。**

四、焦虑的危险因素

焦虑可能困扰着各个年龄段的人。当人们遇到某些事情如挑战、困难或危险时，出现的焦虑是一种正常情绪反应。当事人可能感到紧张、不愉快，甚至痛苦，以至于难以自制，严重时会伴有自主神经系统功能的变化或失调。病理性焦虑常常表现为一种缺乏明显客观原因的内心不安或无根据的恐惧。通常情况下，现实性焦虑随着问题的解决，焦虑感觉便会随之消失。病理性焦虑者在事情解决的情况下还会担忧，比如害怕以后还会出现这种情况，等等。因此，了解焦虑产生的危险因素有助于帮助我们更好地认识焦虑。那么，哪些是焦虑的危险因素呢？

（一）遗传因素

随着生物技术的发展，越来越多的研究聚焦在焦虑症的生物学机制上。主要研究方向除前面提到的神经递质学和神经生物学外，还集中在遗传学上。

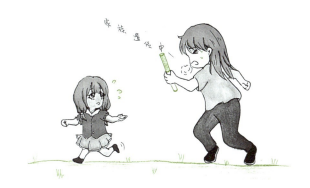

遗传在病理性焦虑的发生中起重要作用。病理性焦虑者的一级亲属焦虑障碍患病率为18%，远高于非病理性焦虑者的一级亲属；单卵双生子焦虑同病率为35%。有人认为病理性焦虑是环境因素与易感素质共同作用的结果，易感素质由遗传决定。遗传素质是本病的重要心理和生理基础，一旦产生较强的焦虑反应，通过环境的强化或自我强化，易形成病理性焦虑。

病理性焦虑具有一定的生物遗传基础，表现为生理易感性，这类个体容易紧张、较为敏感。在此基础上，若早期经历了较多的负面创伤事件，如幼儿时期抚养者没有及时给予关心和照顾，没有在真诚、无条件积极关注、共情的环境中长大，个体就可能缺乏安全感。这些早年的创伤经历有可能导致个体形成认知偏差，通过有偏见的心理过滤器来认识世界和理解周围环境，就容易感受负面刺激。

当大脑接受刺激时，原始情绪中枢会条件反射地激发个体的生理反应如焦虑、紧张、呼吸困难、心跳加快、血压升高等，这种直接启动的情绪性反应开始不久，大脑新皮质对刺激分析加工后的信息会通过神经冲动到达原始情绪中枢，为个体情绪行为反应提供最终方案。此时若个体没能使用有效的应对和问题解决方式，就会产生更多的负面情绪，进一步降低自我效能感，生理反应更加明显。如此循环往复，焦虑症状不断被强化，形成心理易感性。于是个体在生活中变得高度警惕和过度担忧，出现 Wells 所说的"元担忧"。这也解释了临床工作中常碰到的现象：当患者被问及在担心什么的时候，患者自身也说不清楚，按他们的话来说就是常常莫名地感到紧张、难以入眠，或感到呼吸困难、心跳加速等。

许多人一直试图把过去变得更美好。

（二）环境因素

完全陌生的环境或与完全陌生的人打交道，容易使人感到焦虑。剧烈变化或未知的充满风险的新环境对人的影响很大，此时个人惯用的行为方式无法适应这一特殊情景，容易使人感到焦虑。

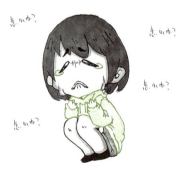

"现代社会是焦虑的时代"，这是美国社会心理学家弗洛姆在其1941年出版的《逃避自由》一书中提出的观点。由于现代化进程快速推进，作为现代社会病症

的焦虑已不仅是一种个体情绪体验，更扩展为具有普遍性的社会心态。在新旧价值观念交融冲突和利益分配不断调整的当下，种种不确定因素为人们的发展带来无限可能性的同时，也给人们的生存带来更多压力，如环境压力、就业压力、养老问题、贫富差距、社会福利问题等，从而引发紧张、烦躁、恐惧不安等情绪。这些情绪聚积到一定程度便会形成张力，社会的普遍焦虑由此产生。这种焦虑情绪并不仅仅存在于贫困人群、失业者、老弱病残者、进城务工农民中，在中产、社会精英群体中也普遍存在。

不确定因素为人们的发展带来无限可能性的同时，也给人们的生存带来更多压力！

（三）个性因素

个性因素与焦虑有关，具备某些个性特征的人更容易焦虑。一般来说，精神活动容易"往内看"的人更加容易焦虑。"往内看"是指个体的注意力比较倾向于自我本身，对自我身心变化较为关注。具有这种特质的人喜欢自我反思，容易陷入自我批判的思维斗争中。例如社交焦虑的患者经常提及他们在与别人进行交流的过程中，总是会不自觉地关注自己的面部表情是否自然、言语措辞是否恰当。因为对自己的内在过于关注，注意力都放在跟自己的症状纠缠，无暇顾及现实生活，因此内在冲突不断升级、外在的现实生活也陷入混乱并进入恶性循环。另外，有强烈自我发展要求和完美主义倾向，对自己身心状态、工作、生活要求严苛者，也容易把小事放大，更容易焦虑。

研究表明，神经质、精神质得分高者更容易焦虑。神经质得分高者更敏感，更容易感觉到较强的不安和痛苦。另外，遇事积极应对者不容易焦虑，遇事消极应对者更容易焦虑。美国学者弗里德曼等在研究心脏病时将人的性格分为A型和B型，其中A型性格者总是以高标准要求自己，做事情风风火火，争强好胜，对自己寄予极大的期望并过分苛求。他们总是生活在紧张的节奏中，承受着巨大的压力，往往容易导致生理、心理上的不适。临床证据表明，A型性格是引发原发性高血压、冠心病等疾病的危险因素之一。

有些人对自己的内在过于关注，注意力都放在跟自己的症状纠缠，无暇顾及现实生活。

（四）应激性生活事件

应激性生活事件通常指个体遭遇的具有重大意义、形成心理上强烈反响的生活事件或打击，如丧失重要亲人或遭受学业、事业的失败等。研究表明，应激性生活事件越多，状态焦虑水平就越高。应激性负性生活事件属于主观幸福感的客观影响因素，负性生活事件与消极情绪有关，通常情绪越消极，主观幸福感越低，越容易焦虑。

意外的天灾人祸会使人失去对环境的控制感，进而引发心理问题，出现紧张、焦虑、失落、绝望等负性情绪。例如，突发的新冠肺炎疫情给人们带来了很多困扰，有的人产生了恐慌心理，有的人担心健康，有的人担心工作，还有人担心生活就此被打乱。疫情面前，生命显得如此脆弱。长时间接受冲击性的、负面的消息，许多人会出现负面的心理状态，面对不确定的未来难免惴惴不安，担心焦虑。

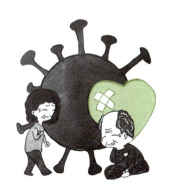

意外的天灾人祸可能使人失去对环境的控制感，进而引发心理问题，出现紧张、焦虑。

五、病理性焦虑的主要表现

（一）惊恐障碍

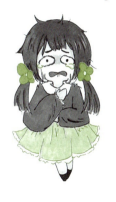

惊恐障碍（panic disorder）是以反复出现心悸、呼吸困难、出汗、震颤等自主神经症状，并伴有莫名担心产生不幸后果和担心再发作的惊恐为特征的一种急性焦虑障碍。惊恐障碍的症状特点是自发出现的、反复发生的、难以预料的急性焦虑发作，可伴有明显的濒死感。惊恐障碍是最常见的焦虑障碍之一，通常发生于20岁出头，在成年人中的发病率是 1%～4%。惊恐障碍引起明显的心理痛苦并且对个人、家庭、社会、教育、职业或其他重要方面带来功能损害。

1. 惊恐发作的精神体验

首次发作常常突然发生，无明显原因。典型惊恐发作的精神体验有三种表现：①濒死感：常常为惊恐发作的特征症状。患病者突然产生胸闷、胸部压迫感、窒息感，不能自主呼吸的恐惧紧张感，甚至感到死亡将至而呼喊，常常不由自主地奔向窗户，推开门窗，让空气进入胸腔。②失去控制感：有的表现为极度精神紧张，有即将失去控制的焦虑或将变得疯狂的恐惧。③精神崩溃感：部分患者体验到无法控制的精神崩溃感。无论是哪一种体验，有过这种发作的患者都对再次发作有极度的恐惧和焦虑。

2. 惊恐发作的躯体症状

惊恐发作的躯体症状主要表现为交感神经过度兴奋的症状，临床常见表现包括以下几类：①循环系统：心跳加快、心悸、心慌、出汗。②呼吸系统：胸部压迫感、气短、胸痛不适、喉部堵塞感。③消化系统：恶心、呕吐、腹胀、腹泻、腹痛。④神经系统：身体飘浮、眩晕、发热或发冷感、麻木、皮肤刺痛感、震颤。⑤其他：人格解体或现实解体的感觉等。本病常突然发作，5～20 分钟症状迅速达到高峰，然后可突然终止，持续时间极少超过 1 小时。

案例： 患者，男，24岁，因阵发性心慌、胸闷、喉部堵塞感、出气困难、出汗、濒死感而多次半夜被救护车送到急诊，到医院时症状已消失。之后患者到心内科、呼吸科就诊并进行心电图、超声心动图、胸片等相关检查未发现异常，医生建议患者到心理科就诊。问诊得知：患者每天吸烟超过1包，通常凌晨1~2点睡觉，平时很少运动，经常和朋友一起喝酒。母亲有心脏病，在他10岁左右，母亲半夜突发心脏病去世。焦虑自评量表得分68分，抑郁自评量表得分55分。针对该患者的情况，医生建议如下：①戒烟。②每晚11点前睡觉。③每天进行2次深呼吸训练，每次15~20分钟。④规律的体育锻炼，每周4次以上，每次40~60分钟，出汗为宜。⑤抗焦虑药物治疗。⑥用药期间不饮酒。4周后复诊时患者反馈：除偶有心慌外，没有其他不适。

长期熬夜、吸烟、饮酒均易引发交感神经过度兴奋，出现阵发性心慌、胸闷、喉部堵塞感、出气困难、出汗、濒死感，这些均是惊恐发作时的躯体症状。案例中患者10岁时，其母亲突发心脏病去世，患者担心自己也有心脏病，并且潜意识里认为半夜是一个危险信号，故而均在半夜突然发病。

（二）广泛性焦虑障碍

广泛性焦虑障碍（generalised anxiety disorder，

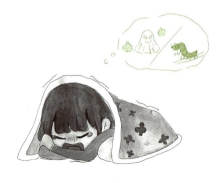

GAD）是以对各种事件包括健康、家庭问题、金钱、学校、工作的难以控制和过度担心、紧张为特征，常表现为持续性躯体和精神主诉，如肌肉紧张、不安、易疲劳和激惹、难以集中精力、失眠、头面部紧绷感、头晕、胸闷、心悸、呼吸困难、口干、尿频、尿急、出汗、震颤等。这些症状并非由实际的威胁或危险所引起，其紧张程度与现实事件不相称。临床表现主要有三组症状：精神性焦虑、躯体性焦虑和运动性不安。广泛性焦虑障碍多发生于35岁左右，许多患者可能出现症状多年但并未就医，这是因为GAD患者的功能损害程度并不一定很严重。症状严重时可导致严重的心理痛苦及对个人、家庭、社会、教育、职业或其他重要功能的损害。

1. 精神性焦虑

表现为对日常琐事过度和持久的不安、担心。焦虑的痛苦在精神上体验为对一些指向未来的或不确定的事件过度担心、害怕，或担心灾难、意外或不可控事件的发生，如担心家人患病、小孩发生意外、工作失误、经济问题、人际关系等，又称之为预期性焦虑，其焦虑内容可以变化不定。精神性焦虑可同时伴有睡眠改变、失眠、多梦、注意力集中困难、工作效率下降、易激惹、烦躁不安等。

2. 躯体性焦虑

躯体性焦虑或植物性焦虑主要表现为自主神经功能异常，患者可表现为手心出汗、恶心、心慌、心率加快、口干、咽部不适、异物感、腹泻、多汗等；泌尿生殖系统症状有尿频、尿急、勃起不能、性欲冷淡；神经系统症状有耳鸣、视物模糊、周身不适、刺痛感、头晕及"晕厥"感。

3. 运动性不安

运动方面的症状表现为坐立不安、肌肉震颤、身体发抖、无目的活动增多、易激惹、发怒、行为控制力减弱等。焦虑患者的外观可见表情紧张、痛苦、双眉紧锁、姿势僵硬不自然，可伴有震颤、皮肤苍白、多汗，也可能有小动作增多、不能静坐、往复徘徊。个别患者有口吃，或原有口吃加重。肌肉紧张症状表现为挤压性疼痛、肩腰背疼痛、僵硬感、动作困难等。睡眠障碍常以入睡困难为主，上床后忧虑重重、辗转反侧、无法入睡，可伴有噩梦、大汗、恐惧，次日起床后头脑昏沉，有不清晰感。

案例： 患者，女，38岁，因总是担心各种不好的事情发生感到心慌、胸闷、入睡困难、易惊醒来心理门诊就医。主诉症状已有3年，最近3个月加重，注意力难以集中，工作效率明显下降，烦躁易怒，严重影响生活和工作。血常规、肝肾功能、甲状腺功能检验结果及相关检查均无异常。患者每天吸烟超过 1 包，喝 2 杯咖啡，很少吃早餐，很少运动。焦虑自评量表得分 72 分，抑郁自评量表得分 59 分。针对该患者的情况，医生建议如下：①戒烟。②戒咖啡。③按时早餐。④每天喝 2 000 mL 白开水。⑤规律的体育锻炼，每周 4 次以上，每次 40~60 分钟，出汗。⑥抗焦虑药物治疗。1 个月后复诊时患者主诉症状好转 60%。遵医行为良好，已戒烟、戒咖啡，每天喝白开水 2 000 mL，每天按时早餐和体育锻炼，根据医嘱服药。2 个月复诊时症状消失，仍继续保持健康的生活方式和规范药物治疗。

（三）社交焦虑障碍

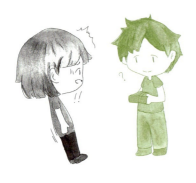

社交焦虑障碍（social anxiety disorder，SAD）又称社交恐惧症，指持续发生在一种或多种社会互动（如对话）、被人审视（如进食进饮）、表演（如发言）时出现以显著和广泛的恐惧和焦虑为特点。患者害怕社交失态，比如担心在公共场合吃东西时噎住，担心在书写时发抖或不能当众正常发言或演奏乐器，甚至连进入公共卫生间都不敢，且担心这些表现会受到

第二章
焦虑防治

其他人的负性评价。因此，患者可能会对这些社交场景持续回避或带着强烈的害怕和焦虑极力忍受。这些症状可持续数月，严重时可导致明显的心理痛苦以及对个人、家庭、社会、教育、职业或其他重要功能的损害。

SAD与怕生、害羞这样的性格特征不同，单纯怕生或害羞的人不会在与别人交流过程中出现<u>不合理的害怕</u>，SAD患者会在与陌生人的接触过程中产生不合理的害怕，如担心自己说出的话会让他人误解、担心与他人接触时别人会窥探自己内心的秘密等。许多SAD患者都有明显的躯体症状，如脸红、声音沙哑、发抖和出汗，这些患者有时可有惊恐发作。儿童的社交焦虑可能表现为黏人、哭闹、退缩、发脾气或拒绝说话。对一般人口的研究显示，SAD的终生发病率为4%~13%。因为有些患者可能选择默默忍受症状的折磨而不愿就医，故SAD患者的就诊率可能明显低于实际发生率。虽然接受治疗的男性SAD患者多于女性，但在一般人口样本调查中女性SAD却占多数。SAD多在青少年时开始发病，具有一定的遗传基础。

SAD往往与患者在成长过程或社交活动中受到心理创伤有关。治疗首选心理治疗，包括认知疗法、系统脱敏、暴露疗法等，必要时选择抗焦虑药物，以缓解患者焦虑症状和躯体不适，降低患者警觉性。如果是轻度社交焦虑，可以通过自我调节方式，比如可以通过深呼吸练习使自己放松以减轻焦虑。还可以通过想象方式，比如在人多的场合时，可以想象成自己处在一个放松的环境下，然后慢慢让自己放松下来。当然还可采用接纳与承诺疗法，正视自己的紧张并接受自己的紧张。另外可以采用脱敏治疗，为患者设定不同的焦虑等级，使患者逐渐适应。还可以采用暴露疗法，即患者害怕什么场景就尽量让其暴露于什么场景，比如害怕在公众场合讲话，就尽量多些机会让患者在公众场合进行训练，可以达到一定的治疗目的。

案例： 患者，男，35岁，因害怕当众讲话和签字时手抖3个月来心理门诊就医。患者系某公司副总，研究生毕业后一直在现单位工作，因工作出色受到领导和同事们的一致好评，在职业生涯中晋升顺利。3个月前该患者在公司中层领导会议上受到新任总经理的批评，使其感觉很不舒服，他当晚即失眠。后来他发现自己害怕在公司开会时讲话，而且发现下属来找他签字时手会发抖，且症状越来越重。该患者对上述两个症状很担心，担心长此以往会影响自己的职业发展。该患者睡眠、食欲好，平时与家人、同事可以正常交流，独自在办公室书写或在家辅导孩子作业时能正常书写。每天常规喝2杯咖啡，因工作繁忙很少运动。针对上述情况，对该患者进行了如下心理治疗：①让患者讲述自己的成功史。②询问患者是否批评过下属，批评下属后对下属的态度有何变化，与患者一起探讨为什么对总经理的批评反应如此强烈。③脱敏疗法：围绕签字手抖和担心当众发言建立了不同的焦虑等级并逐一进行脱敏。④接纳与承诺疗法：允许自己面对这两种场景有些焦虑，同时也可以进行多次深呼吸后去做该做的事，发言前进行精心准备。⑤建议减少咖啡摄入。⑥推荐观看电影《国王的演讲》。⑦建议规律的体育锻炼。鉴于患者长期从事办公室工作，很难抽出专门的时间进行户外锻炼，故向患者推荐了利用上班间歇就能完成的锻炼方式——平甩功，每天2次，一次15~20分钟。该患者共进行了4次心理治疗，症状消失，疗效满意。

（四）分离焦虑障碍

分离焦虑障碍（separation anxiety disorder, SepAD）是对与依恋对象的分离感到显著和广泛的恐惧和焦虑为特点。对儿童，分离焦虑对象主要集中在照顾者、父母或其他家庭成员；对成人，分离焦虑对象

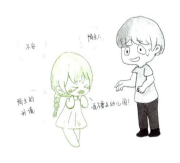

主要是浪漫的伴侣或孩子。SepAD的主要表现包括对发生在依恋对象的伤害和不幸事件的思虑、不愿上学或工作、分离时经常性的过度悲伤、不愿意或拒绝离开依恋对象去睡觉和经常做关于分离的噩梦。这些症状持续数月且较严重，足以导致严重的心理痛苦和对个人、家庭、社会、教育、职业或其他重要功能的损害。

虽然孤独是人类必须面对的四大主题之一，但能真正面对孤独却是一种能力。孤独作为一种哀伤的情感，如果不能经由感受并通过言语表达，就可能变成致命的深渊。反之，分离焦虑会变成一种富有生气的力量。感到孤独意味着开始意识到自己是独一无二的，在心理层面上开始认识自己和他人的关系，人际间也开始呈现出无限的价值。心理学上有个提法叫得体的爱（good enough）。怎样才叫得体呢？那就是刚刚好，多了就过了，少了又不够。父母对自己的子女爱得不够，子女会感到痛苦，但是爱得过度，又会使子女感到窒息甚至遭到毁灭。现实中父母对子女无爱甚或无情的情况并不多见，更多的是过度的爱和过度的保护，这些过度的保护剥夺了孩子的锻炼机会，对孩子的健康成长十分不利甚至可以说是危险的。弗洛姆认为："在最一般的意义上，爱主要是给予，而不是接受。"爱包含关心、责任、尊重和了解四个要素。对所爱者的尊重和了解是前提，否则爱就变成了控制和占有。《论语》云：己所不欲，勿施于人。其实，己所欲，亦勿强施于人。既然是施于人，施予的一定是别人真正需要的东西，才会被别人欣然接受。只有考虑受施者的需要，才是尊重他人、平等待人的体现。

世界上很多的爱都以聚合为最终目的，而父母对孩子的爱却以分离为目的。父母真正成功的爱，就是能与孩子得体地分离并培养孩子独处的能力。父母对孩子最大的暴力是孩子在该分离的时候却不能与父母分离。那些打着"为孩子好"和"孩子离不开父母"旗号而控制孩子的父母，他们所说的爱其实是施虐之爱和受虐之爱，是有毒之爱。这种行为在心理学上称为"高压型控制"，是情感暴力的一种。这种站在道德制高点上的爱会泯灭孩子个性，扼杀孩子创造力，限制孩子的自由，加深孩子的焦虑情绪。孩子是独特的生命个体，有自身成长规律和发展潜能的需要。每一个人都有无数次可以重新成长的机会。因此，错过了一次也不用害怕，还有下一次。教育家马卡连柯曾有一段经典的话："一切都给孩子，牺牲一切，甚至牺牲自己的幸福，这是父母给孩子最可怕的礼物。"其实，父母送给孩子最好的礼物就是不论在什么情况下，都能积极乐观地过好世俗的生活。这能够给孩子树立良好的榜样，使孩子对世界产生信任和热爱。

生活中常见的分离焦虑现象见于小朋友上幼儿园时、上小学时甚至上中学时以及孩子与父母分房睡时。关于孩子多大年龄与父母分床睡的问题，不同家庭有不同的认知和做法。太早分房睡和太晚分房睡都不利于孩子的身心健康。孩子3岁以后可以考虑分房睡，5岁左右最合适。当然，具体情况也要因人而异，要看孩子的心理年龄、独立性、胆量、对父母的依恋程度以及家庭的具体环境等情况。

很多人只注重幼儿对成人的依恋。习性学依恋理论指出，依恋是一个双向性行为，成人对幼儿的依恋态度也不容忽视。在很多分离场景中，家长与幼儿都会产生焦虑，甚至家长的反应程度更重或者说家长就是孩子得体分离的最大障碍。由于情绪相互影响、相互传染的特性，家长更应该学会以身作则，为幼儿树立榜样，传达积极正面的情绪。要减少孩子的分离焦虑症状，促使孩子形成安全依恋非常重要。抚养者的敏感性和反应性有利于孩子建立安全型依恋。敏感性指父母对孩子需求的敏锐觉察，反应性指父母根据孩子的需求恰当及时地予以满足。家庭环境也是影响孩子形成安全依恋的重要因素。另外，训练孩子良好的日常生活技能、培养孩子的独立意识、建立良好的亲子关系从而建立起孩子对家长的信任感也有利于减轻分离焦虑。

案例： 患者，女，15岁，高一住校学生，晚上经常在宿舍以泪洗面且入睡困难、易惊醒，感觉手臂皮肤火辣辣的，心慌、胸闷、气不够用，根本无法学习。多次向父母提出转到离家较近、晚上可以回家住的学校，或者要父母到学校附近租房子陪自己。

经过初步交流，了解到该患者系独生女，从小父母十分溺爱，有求必应。12岁时，母亲发现父亲出轨后经常与父亲吵架，她经常充当调停者的角色。经过8次心理治疗（4次个别治疗和4次家庭治疗）、行为治疗（深呼吸训练和规律的运动）及抗焦虑药物联合治疗后入睡好转，心慌、胸闷症状消失。同时，其父母关系有所缓和，她也能正常学习，没有再提及转学或陪住一事。

（五）旷场恐惧症

旷场恐惧症（agoraphobia）以发生在多种场所的显著

和过度恐惧或焦虑为特征,要逃离这些场所非常困难且帮助可及性低,如使用公共交通工具时,在人群中,在商店、电影院等。每当接触这些恐惧对象的时候,患者立即产生强烈紧张的内心体验。这种恐惧的强烈程度与引发恐惧的情境很不相称,令人难以理解。

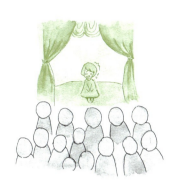

由于个体对一些特定的负性结果如惊恐发作或尴尬的躯体症状害怕而对这些情景感到持续焦虑,所以会主动回避这些场所,仅仅在一些特别的情况下(如有信任的人在场陪伴)才会进入,有时强忍恐惧和焦虑进入。这些症状可持续数月,严重时可导致明显的心理痛苦以及对个人、家庭、社会、教育、职业或其他重要功能的损害。

案例: 患者,男,39岁,已婚,公司部门主管。因近1年害怕坐飞机、害怕开车经过隧道伴失眠来院就诊。

患者平时身体健康,微胖,1个月前常规体检甘油三酯高,其他无异常。抽烟较多,体育锻炼较少。夫妻关系和睦,家庭幸福。一年前公司换了领导后感觉与领导之间的沟通不像以前那样畅通,在工作上的激情有所下降,自我价值感降低。后逐渐出现全身难以描述的不适、失眠,尤其在坐飞机和开车过隧道时,常出现紧张、心慌、胸闷,因而不再像以前一样一到节假日就喜欢带着一家人自驾游,也不像以前那样喜欢出差。患者神情疲惫憔悴,因症状已严重影响工作和生活,故前来医院寻找彻底治疗的办法。SCL90测量结果显示:总分325分,焦虑因子重,抑郁因子重,强迫因子中。对患者初步评估后开具以下处方:①戒烟。②规律的体育锻炼,每天40～60分钟,出汗。③抗焦虑与抑郁药物治疗。④心理咨询与治疗。该患者遵医行为良好,就诊当天即戒烟,开始体育锻炼并按照医嘱服药,同时预约了心理咨询与治疗。

在心理治疗中,应用深呼吸训练,每天2次,每次15～20分钟。鉴于患者的症状出现时间与公司换领导出现的时间吻合,所以就患者的工作和与领导之间的关系进行了会谈,其中应用了合理信念疗法,指出患者的不合理信念。另外,还应用了催眠治疗,让患者在催眠治疗中在咨询师的语言引导下顺利驾车通过隧道。他常常给自己一些积极的暗示,亲人也经常激励他,经过一段时间的治疗,终于又能够平静地开车经过隧道,节假日也愿意带着家人自驾游了。

(六) 特定恐惧症

特定恐惧症(specific phobia)指当暴露在一种或多种特定物品或情景(如接近某种动物、飞行、高度、封闭空间、看到血或损伤)时以持续发生显著和过度的恐惧或焦虑为特征，这些恐惧或焦虑与实际的危险不相符合。个体或者回避这些物品或情景，或者强忍恐惧和焦虑接近这些物品或情景。这些症状可持续数月，严重时可导致明显的心理痛苦以及对个人、家庭、社会、教

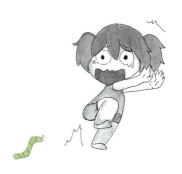

育、职业或其他重要功能的损害。特定恐惧一般在童年或成年早期出现，如果不加以治疗，可持续数十年。

案例： 患者，女，16岁，高二学生，因对向日葵、莲蓬、蜂巢等密集的物品日益感到恐惧且非常痛苦并影响到生活和学习，具体表现为入睡困难、易惊醒、情绪低落、兴趣下降、不开心、疲乏无力，故前来医院就诊，希望解决对密集物品恐惧的问题，也希望治疗后能更开心一些。

患者血常规、肝肾功、甲功检验结果和相关检查无异常。焦虑自评量表得分72分，抑郁自评量表得分74分。该患者求助动机明确。经过初步评估，了解其基本情况后决定对她进行系统脱敏治疗和抗焦虑与抑郁药物治疗。

系统脱敏法包括三个步骤：学会放松、建立焦虑情景等级、实施脱敏。

首先，教其学习放松。放松训练是系统脱敏法的重点之一，是行为疗法中使用最广泛的技术之一。针对此例患者，

教了两种放松方法：一是深呼吸练习；二是渐进性肌肉放松练习，即把身体某一部位的肌肉先紧张，后放松，两者交替进行，然后逐一对身体其他部位施以同样方法，最后达到全身放松。

其次，建立焦虑情景等级。在其学会放松之后，治疗师启发她尽可能完整地找出感到焦虑的一系列事件或情景，并将引起焦虑的事件或情景从小到大进行排序，设定具体焦虑事件等级。0分代表完全放松，没有焦虑，100分代表极度焦虑。把引起焦虑的事件或情景按主观感受程度由弱到强进行排列，两个相邻焦虑事件或情景之间的层级差要均匀，为10~20分，建立起"焦虑事件等级表"。该患者的焦虑等级构建如下：①想象别人看到向日葵、莲蓬、蜂巢；②想象别人身体触碰到向日葵、莲蓬、蜂巢；③想象自己在有人陪伴下看到向日葵、莲蓬、蜂巢；④想象一个人看到向日葵、莲蓬、蜂巢；⑤想象有人陪伴下身体触碰到向日葵、莲蓬、蜂巢；⑥想象独自一人身体触碰到向日葵、莲蓬、蜂巢；⑦有人陪伴下看到向日葵、莲蓬、蜂巢；⑧独自一人看到向日葵、莲蓬、蜂巢；⑨有人陪伴下身体触碰到向日葵、莲蓬、蜂巢；⑩独自一人身体触碰到向日葵、莲蓬、蜂巢。

最后，系统脱敏。先从最轻的焦虑事件开始，然后由弱到强，逐级脱敏。首先让患者想象最低等级的事件，即想象别人看到向日葵、莲蓬、蜂巢的情景，在感到焦虑紧张时令其停止想象并开始深呼吸使其放松。患者平静后重复上述过程，直到患者想象时不再感到紧张为止，重复次数不限。直到最严重一级的焦虑事件脱敏成功,这一阶段方可结束。可以运用想象系统脱敏或现实系统脱敏的方法。

经过6次心理治疗和抗焦虑与抑郁药物治疗,患者最后能够拿着小蜂巢来复诊,睡眠和焦虑抑郁情绪也得到改善。

(七) 选择性缄默症

选择性缄默症(selective mutism)是指个体在某些需要言语交流的公共场合(如学校、陌生人或人多的环境等)持久地"拒绝"说话,而在其他熟悉的环境(如家里)言语正常的一种临床综合征。在此类情况下,可用手势、点头、摇头等动作来表示自己的意见,或用"是""不是""要""不要"等最简单的单词来回答问题。

选择性缄默症常发病于3~5岁,发病率为0.2%~2%,其中女孩多于男孩。值得注意的是,许多孩子面对陌生人会感到焦虑或危险,或者和主要照顾者分离时会出现保持缄默的行为,这可能是正常反应,并非选择性缄默的小孩所特有。只有当这些症状持续时间超过1个月,或引起严重的人际互动困难时,才会诊断为选择性缄默症。

选择性缄默症的症状通常持续数月甚至数年。大部分患者适应新的学校环境后症状缓解,预后较好。少数持续到少年期,极少数持续到成年,严重时足以影响教育、职业成就或社会交往功能。

选择性缄默症主要是由某些刺激因素(如恐惧、压抑、孤独等)造成精神紧张所引起,刺激因素主要来自心理与家

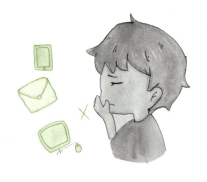

庭环境因素。许多儿童有早年感情创伤经历，如父母关系不和、父母离异、教育简单粗暴等。有的母亲常常很焦虑，对孩子过度保护，以致孩子与其他人建立关系的努力受到阻碍，以选择性缄默作为处理人际关系的策略。有的孩子是在家庭环境变迁或一次明显的精神刺激后发病。一些研究者认为，选择性缄默症是一种社会焦虑障碍；另一些研究者认为，选择性缄默症可能是对立违抗、发展性障碍、抑郁和创伤的表现。近期一项研究调查了130位选择性缄默症儿童，根据症状将选择性缄默症归为三类：焦虑-轻度对立、焦虑-交流延迟和极度焦虑。可以看出，所有患儿都有社会焦虑。支持性心理治疗和行为治疗效果较好，阳性强化疗法、认知治疗、家庭治疗、小组治疗都有一定的作用。

案例： 明明，男，8岁，三年级学生，因突然在学校不讲话1个月来院就诊。明明在诊室也不说话。从明明妈妈处了解到：明明性格外向，成绩中等，喜欢搞恶作剧，父母都很疼爱明明。4个月前，因发现爸爸有外遇，妈妈和爸爸离婚了，爸爸净身出户。明明年纪虽小，却很懂事，在家经常主动安慰妈妈。大约1个月前，有一天在语文课堂上，明明用笔在前排同学的衣服上写了大坏蛋三个字，以致那个同学被其他同学嘲笑。语文老师一怒之下，罚明明站到教室后面，并告诉他两天内禁止在教室说话。

两天过去了，明明变得沉默了。老师以为明明吸取了教训，变老实了，也没太在意。可是1个月过去了，明明在学校仍然一言不发，老师着急了，把明明的情况告诉了明明妈妈。刚开始，明明的妈妈还不相信，因为明明在家里还是能很好地跟妈妈交流。妈妈悄悄地问了跟明明玩得好的两个同学，证实了老师说的是事实。

医生对明明进行了瑞文智力测试，明明的智商是122。对明明的治疗主要采取家庭治疗、认知治疗和阳性强化疗法。进行家庭治疗时，爸爸妈妈都在场，在治疗室，爸爸妈妈都说："虽然爸爸妈妈离婚了，但仍然会像以前一样爱明明"。爸爸还承诺每周要安排一天时间和明明一起度过。治疗师建议爸爸在治疗室给明明一个拥抱。爸爸紧紧地抱住明明，那一刻，治疗师看到一家三口都流泪了。治疗师还建议明明的爸爸或妈妈每天给明明一个拥抱。另外，在治疗过程中，治疗师也告诉明明，从明明的智力水平看，明明的成绩还可以有较大的提升。同时夸奖明明对妈妈的关心和体贴，是一个善解人意的孩子。治疗师还告诉明明，如果实在不想讲话，也可以不讲，但可以多参加集体活动。在治疗过程中，治疗师还给明明讲了"皇帝长了一对驴耳朵"的神话故事。

第一次治疗后，明明有时会与其他孩子一起参与游戏，但依然拒绝交谈。2个月后，明明偶尔与同学交谈，但仍不跟老师说话。3个月后，明明与同学交流增多，并有关心同学的语言和行为，但仍不跟老师说话。目前，明明仍在继续接受治疗，情况越来越好。

六、基于 SABC 模式的焦虑防治措施

研究显示，大脑回路终生都可以被重塑。基于 SABC 模式的系统干预正是从压力处境、情感反应、身体反应和认知反应这四个环节出发，将认知行为疗法融入其中，通过引入持久的认知和行为改变来重塑大脑回路，帮助患者改善情绪及身体状况，修正错误认知，提升行为技巧，从而达到减轻焦虑的效果。

（一）如何应对压力处境

1. 直面压力，付诸行动

对一个压力性事件，最好的办法是面对现实，解决问题。2020 年初新冠肺炎疫情的暴发打乱了人们的正常生活。作为普通大众，需要学习新型冠状病毒感染防控知识，准备防护用物，做到勤洗手、戴口罩、不聚集、少出门；如果有发热、咳嗽等症状主动就医；接触过确诊患者主动隔离。各小区、各公共场所设立体温监测点以便及早发现感染者。这些都是直面新冠肺炎疫情采取的有效行动。实践证

明，我们采取的这些抗疫措施是非常有效的，这使得我们在2个月的时间内基本控制了疫情的发展，大众的焦虑情绪明显减轻。

> **对一个压力性事件，最好的办法是面对现实，付诸行动，解决问题。**

2. 学会应对冲突

当我们长期忍受他人的坏脾气，或是听任别人的威胁和控制时，就会对自己感到非常不满意，人际关系也会因此而变得紧张。以下是害怕与他人发生冲突的一些典型案例。

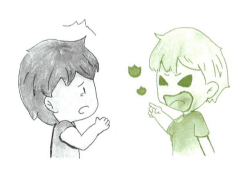

案例一： 为了做一位"好母亲"，小王常常不得不忍受4岁儿子的坏脾气。过去一年，儿子发脾气的次数越来越多，为此她产生了一种挫折感。现在她对儿子毫无办法，为求安宁，她只好委曲求全，而内心倍感压力。

案例二： 莉莉觉得自己与丈夫阿强的关系十分疏远。她认为阿强把她当成小孩看待，老想控制她。阿强则抱怨她乱花钱，对她的穿着和她的朋友也看不顺眼。莉莉深感困惑，但为求息事宁人，她几乎从不向丈夫抱怨。渐渐地，她发现自己不想和丈夫亲热，自己也常感到疲倦、易怒，空闲时宁愿和朋友待在一起，也不想和丈夫相处。

案例三： 10岁的男孩明明，被同龄的大个子海海欺负。海海恐吓他，如果不交出午餐费就揍他。为了不挨打，明明选择了屈服，但一直感到十分郁闷。

案例四： 小邱在一家工厂工作已有6年。近4年来，老板变得越来越挑剔，甚至还会当众指责小邱。为了保住工作，小邱只有忍气吞声，但是他觉得沮丧，开始酗酒，对工作也提不起兴趣。

上述例子告诉我们，长期的忍让是不能解决问题的。因为长此以往，虽然可以不和他人发生冲突，但自身却会产生内心冲突，甚至身心受损。我们可以通过多种方式，理性、温和却态度坚定地表达能够容忍哪些事情，无法容忍哪些事情。

断然的态度是指以坚决但合理的方式表达自己的想法，以下是五种能帮助你采取断然态度的正确方法：①不要因为别人生气会让你觉得不舒服，就向他妥协。②不要让别人的意见控制了你自己的感觉。你在合理的范围内所提出的意见是值得重视的。③说出自己的想法，坚持自己认为正确的事情。④保持自制。⑤态度力求温和，但立场一定要坚定。

例如，2020年大年初一，玉姐感觉新冠肺炎疫情加重，打算取消原定第二天请兄弟姊妹一起在某饭店聚餐的决定。这个想法得到两个妹妹的坚决支持，可是大哥和妈妈却不太赞同。但疫情面前，还是小心为好。虽然玉姐觉得有些难以开口，最后还是温和而坚定地通知大家："明天在家吃饭，我明天一早去超市买菜。"事实证明，玉姐的坚持是对的，因为第二天上午政府文件明确规定暂停一切宴请活动。

我们平时的表现就是在告诉别人，他们应该如何对待我们。屈服于别人的坏脾气，就等于教他如何控制我们。如果我们保持坚定但温和的态度，别人会更尊重我们，并且会以礼相待。你的坚定最终会让他们改变与你相处的态度。

以坚决但合理的方式表达自己的想法。

3. 认识压力，看到压力性事件应对中的积极因素

面对压力，我们应该清醒地认识到以下几点：①压力的存在具有普遍性。②每个人都面对不同的压力，我不是唯一的受压者。③人的成长和发展就是不断适应环境压力的过程。④压力其实没那么可怕，适度压力带来最佳绩效表现。⑤压力就是动力，没有压力，就没有成长。

毫无疑问，新冠肺炎疫情对人民、对国家、对社会都是一场巨大灾难。我们说要看到压力性事件应对中的积极因素

并不是想否认疫情是灾难的事实。但是灾难已经发生，我们首先要做的是怎样最大限度地减少灾难带给个人和国家的损失，同时也要看到灾难应对过程中的积极因素，以利于我们更好地负重前行。疫情期间，饭店、面馆、外卖都歇业，做饭成了每天的必需，许多从来不下厨的人学会了做饭这项基本生活技能。疫情还让我们看到了传染病治理中的一些薄弱环节，促使我们去思考和解决问题。

人的成长和发展就是不断适应环境压力的过程。

4. 认识个体差异

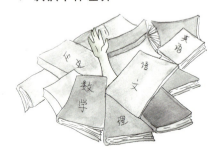

认识和接纳自己和他人，接受个人能力与成绩、个人特点与业绩的差异性，不做自己和他人过度压力的制造者。现在的学生面对竞争压力，为了能胜出，常常上完了学校的课又去补习机构学习，没有太多的时间休息、娱乐和思考。这样的情况，以前主要从初中阶段开始发生。现在，这种现象在小学生中已司空见惯。

现在很多家长常常因为孩子的学习而倍感焦虑。那么到底是谁造成了这样的状况呢？这是多种因素综合作用的结果，有老师的原因，有评价标准的原因，学生家长也是这个结果的贡献者。许多家长都有一颗要求孩子上进的心，他们害怕孩子落后，要求孩子每门功课都要学好，方方面面都必须优秀，不能接受孩子名次不靠前。有的家长为了孩子能上一个好的小学、中学、大学而想尽一切办法，有的甚至宁愿委屈自己。要求进步没有错，努力奋斗去创造幸福也没有错，但前提是方式方法正确，不损害当事人的身心健康。如果孩子身心健康受到影响或者发生其他不良事件，家长、老师和社会都得买单。

过度追求上进的情况也发生在很多单位。很多单位领导要求自己的单位在各种排名中都要名列前茅，参加竞赛的每个项目都要拿奖，有时甚至忘记了竞赛项目本身的意义，忘记了初心，心中只有获奖。一句话，每时每刻都要赢。其实这是一个悖论。试想，如果每个人都赢，那谁输呢？没有输又怎么能有赢呢？而且，如果只为了"赢"来确定教育和工作目标，任何时候的成绩名次都会是你的"瘾"，那就像吸大麻一样，最后的结果可能就是有些年轻人过早地夭折，有些中年人过劳而死。所以，我们应该有所赢，有所不赢，有时候，不赢就是赢。一个人真正的成功，在于他能够与自己和解、与世界和解，能够在前辈和后代之间，扩展出连续的生命，而不是在每一次的竞争中"赢"得只剩下了"赢"，"赢"得只剩下孤家寡人，只剩下疲惫的身体和残破的心灵。这样的"赢"其实输得很惨。

你不必样样优秀！你更不必次次都赢！

5. 中等程度奋斗

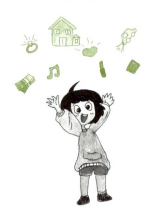

生活再难，也请坚持；学习再苦，也请勤奋；工作再好，也请时刻充电，武装自己的战斗力。因为，不努力，你连选择的权利都没有。只有很努力，你才能看起来毫不费力。努力没有错，努力也不是坏事，努力是达到我们美好生活的必经之路，但人不能无节制地往前冲，一定记得要清醒地努力。现代人太容易焦虑，总怕自己不够好，总怕被别人赶超，总想得到更好的，太想赚钱了，太渴望成功了。这些焦虑背后，都是欲望在作祟。我们被欲望驱赶着，不要命地忙，不要命地追逐那个时隐时现的梦想，一门心思只有赚钱，只有业绩，只有成功。我们跑得越来越快，越来越疯狂，以致全然失控，可自己却浑然不觉。有时候我们太要强，太想完成什么目标，反而会让自己全盘失控。在极度努力后，我们往往无法承受最坏的结果。因为付出太多，所以我们的思维变得狭窄，满心满眼都只是那一件事，忘了自己还有更美丽的支线故事，更广阔的精彩世界，还有深爱我们和我们深爱的人。中国文化讲究平衡，我们在努力学习、工作的同时也一定要兼顾亲情、友情。努力请勿过度，请勿超过身心能够承受的极限。另外，努力的同时，也请经常停一停，歇一歇，看一看，想一想，你此刻的努力是否真是内心所愿？你此刻的努力是否用力过猛以致身心难以承受？真正的智慧，绝不是不顾一切拼命努力，而是稳稳地掌控自己的节奏，该冲时冲，该停时停，张弛有度，收放自如。

每天努力一点点，每天进步一点点！人不能无节制地往前冲，一定要清醒地努力。

6. 不盲目追求完美

有时，我们发现对自己最狠的人不是别人，而是自己。我们要求自己任何时间做任何事情都不能出错，否则就会觉得自己不行，没面子。有些人甚至因为害怕犯错而不敢做事，这就本末倒置了。我们既要认真做事，也要不怕犯错。有些人因为过分顾及脸面或者名誉，总是追求完美，一旦无法达到某个目标，便会焦虑不安。实际上，现实世界中并不存在完美无缺的人，人人都有缺陷。因此要勇敢地对自己说：我不是完美无缺的，我已经尽力而为了。慢慢地，你的心情就会松弛下来，不再总

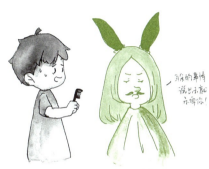

是处于莫名其妙的紧张状态。

现实世界中并不存在完美无缺，我们既要认真做事，又要不怕犯错。

7. 应对压力的智慧锦囊：移除持续心理压力源

移除持续的心理压力源，需要我们做到以下几点：①直面压力，付诸行动；②学会应对冲突；③正确认识压力，看到压力性事件带来的积极因素；④认识个体差异；⑤中等程度奋斗；⑥不盲目追求完美。

人人都会遭受生活毒打，这是不可避免的。问题并不是问题，如何应对问题才是问题。

（二） 如何改善负面情感反应

1. 觉察消极思想

消极的预测往往带给我们沉重的精神负担，长期处于这种精神负担之下，免疫系统功能就会降低，患病的概率就会增加。若想有效消除因消极思想带来的不良后果，必须学会觉察消极思想的存在，而不是努力消除消极思想。当你感到焦虑或紧张时，不妨试试以下几种方法：

（1）列出属于你的"焦虑清单"。如在公众面前演讲，仔细想想，到底是公众面前演讲这件事本身还是演讲的结果或其他原因让你焦虑。当你想清楚后,可能也不那么焦虑了。

(2) 识别负性自动思维。注意观察那些常常浮现在脑海中的下意识思维,并把它们写下来。如果心怀焦虑,那么当预测某件事情的结果时所作出的预测结果往往是消极的。比如,他们会觉得我很笨;别人会嘲笑我;我会结结巴巴、语无伦次;我会全身发抖,看起来一副紧张兮兮的样子等。

(3) 觉察自己的想法。当我们觉察到自己产生了某种想法时,往往可以减少它对我们的影响。

(4) 与负性想法进行自我辩论。针对那些消极想法提出反驳的意见,这样可以让你不再受那些想法的困扰。例如,你可以写下:他们可能不会嘲笑我,而且我可能会表现得不错。如果他们嘲笑我,我就和他们一起笑。我知道其实很多人都害怕在公开场合演讲,所以我也可以有点紧张。

(5) 不要太较真。别把每一个浮现在脑海中的想法都当真,思想毕竟只是思想,而不是事实。

(6) 走出消极思维方式。在现实生活中,人们产生的烦恼和痛苦,常常与自己的想法或情绪有关。同样在夜晚仰望天空,你看到的是无边无际的黑夜还是满天闪烁的繁星,都是由你看待问题的角度决定的。如果总是从一个方面去看待某个问题,在不转换思维方式的情况下,看到的永远都是"不幸"或者"倒霉",这样你也就永远难以高兴起来。

(7) 努力建立新的思考模式。想要改变自己的消极思想,调整消极情绪,应该建立一个新的思考模式。例如,当患有社交恐惧症的人进入人多的场合感到面红心跳时，他可以这样思考："大家都没有注意到我吗？一定没有注意到我，这里的人这么多。"这样他就会明白，自己之所以会面红心跳，完全是因为自己的原因，他人并没有注意到自己。经过多次训练之后，他便会慢慢地融入人群中。遇到事情时，要及时制止自己用惯性思维来思考问题，朝另外一个方面去思考，便可以轻松地调节情绪了。

觉察即治疗，过分的担心就是诅咒。

2. 导向式想象

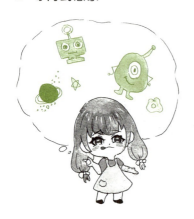

人们的负面情绪不是天生的，而是在社会中后天学到的。人们往往对负面的东西记得很牢，而生活中不利于成长的东西又太多。人在一天天地长大，生活的压力也在一点点增加。于是，我们的想象力渐渐萎缩，每天奔波在单调乏味的城市中，早已忘了大脑中还有一个美好的世界。想要改变情绪，就要在心中建立一个积极的富有生命的世界。想象就是最省力、最有效地改变心理状态的方法，而想象是我们与生俱来的能力。不要怀疑，想象力就存在于你的大脑中，等待你去应用开发。

设法把自己的基底神经节活动调整到一种放松的、健康的状态。最好的方法是每天练习。每天花 30 分钟练习放松自己的身体和心情，这样会带给你诸多益处，比如减轻焦虑情绪、降低血压、减少肌肉紧张和疼痛、改善人际关系，等等。导向式想象法是一种很好的练习方法，每天练习将取得良好的效果。

方法如下：找一个没人的地方，每天花 30 分钟，坐在一张舒适的椅子上（如果不能坐着也可以躺下），让自己心情平静下来，想象透过你的"心灵之眼"看到属于自己的"天堂"。试着集中你全部的精力来想象这个独特的"天堂"，去看你想看的，听你想听的，历遍芳香与美味，感受你想感受的。想象越逼真，就越能让自己进入这个美妙的"天堂"。如果有消极的思想侵扰，可以试着观察它们，但不要为它所牵绊，然后再沉浸于美妙"天堂"。呼吸要缓慢、平稳、深沉。

> **试着集中你全部的精力来想象这个独特的"天堂"，去看你想看的，听你想听的，感受你想感受的。**

3. 保证充足的睡眠

充足的睡眠可以降低杏仁核的敏感性。美国佛罗里达大学的免疫学家贝里·达比对 28 名试验人员进行自我催眠训练后发现，施行催眠术之后的受试人员血液中，T 淋巴细胞

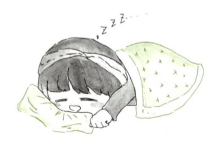

和 B 淋巴细胞均明显上升，而这两种细胞正是人体免疫力的主力军。充足的睡眠有利于生长激素的分泌。生理学研究告诉我们，深度睡眠有利于人脑合成生长激素。这就是为什么那些长期睡眠不足的少男少女性成熟较晚、个子也较矮的原因之一。美国波士顿贝思医学中心研究指出，打字人员在起床之后的打字速度提高 15%~20%，精确度提高 30%~40%。焦虑者大多数有睡眠问题，很难入睡或突然从梦中惊醒，此时可以进行自我暗示催眠，如可以数数，或阅读等使自己入睡。

充足的睡眠有利于降低杏仁核的敏感性。

4. 练习自我催眠

第一天可以练习 2~3 次，每次 10 分钟，并依照以下 6 个步骤进行：①坐在一张舒适的椅子里，双脚着地，双手置于膝上。②眼睛盯着墙上稍高于水平高度的某点，慢慢由 1 数到 20，眼皮很快就会觉得沉重。闭上眼睛，即使你并不想闭上眼睛，但

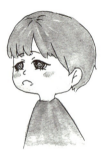

是数到 20 时就会忍不住了。③尽可能地做深呼吸，然后慢慢吐气，重复 3 次。每次吸气时，感受自己的胸腹凸起；每次吐气时，感觉自己的胸腹放松，吐出了所有的紧张。④尽量紧闭双眼，紧紧挤压眼皮肌肉，然后慢慢让眼皮放松。注意它们的放松程度有没有大幅增加。然后想象这种放松由眼皮扩散到脸部肌肉，顺着颈部到达肩膀与手臂，进入胸腔乃至全身。身体的肌肉会接受到来自眼皮的放松指示，然后一直放松到脚底。⑤觉得全身放松后，想象有一架电梯停在最高一层。你进入电梯，开始往下降，慢慢由 20 往回数。当到达底层时，你应该会感觉非常轻松。⑥享受下这种宁静感，然后再进入电梯，再往上升。慢慢从 1 数到 10，然后睁开眼睛，这时会觉得放松，头脑清醒，精神也为之振奋。

为方便记忆，可以用几个简单的文字来表述上述步骤：①专注（专注于墙上的某一点）；②呼吸（进行深、慢呼吸）；③放松（肌肉由上往下逐渐放松）；④下降（想象搭乘电梯下降）；⑤上升（想象搭乘电梯上升，睁开眼睛）。如果你记不住这些步骤，可以录下来，在练习时播放。

专注于某一点进行深、慢呼吸。

5. 拒绝过量酒精、咖啡

饮酒过量会引起大脑萎缩、整体活动衰减。长期酗酒会使人的大脑血液流速变慢、代谢速度降低，特别是在额叶与

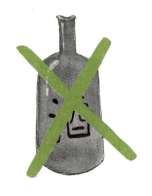

颞叶部位,这种情况尤其明显。长期酗酒也会降低体内维生素 B_1(一种与大脑认知功能有关的维生素 B)的含量,使人容易患健忘症。患者往往无法回忆近期所发生的事情,容易以非真实的情况来填补记忆的空白。

即使服用少量咖啡,也可能造成人的大脑血管收缩,减少大脑血流量。咖啡、茶、苏打饮料、巧克力,还有不少感冒药都含有咖啡因。人体内咖啡因吸收得越多,大脑活动衰减的程度也就越严重。许多人常利用喝咖啡来刺激大脑,以达到提神的效果。咖啡因虽然在短期内能使人精神振奋,精力集中,如果长期服用,就会给人带来消极的影响,迫使你不得不摄入更多的咖啡因以应付因大量吸收咖啡因所引起的大脑活动衰减,如此周而复始,会造成恶性循环。偶尔摄入一点咖啡因,一般不会出现什么问题,但对于大量摄入咖啡因(每天喝 3 杯以上咖啡)的人来说,应该有所节制,以确保自己大脑的健康。

拒绝过量酒精、咖啡,以确保大脑的健康。

6. 学习演奏乐器

法国作家雨果说过,人类的智慧掌握着三把钥匙:一把开启数字,一把开启字母,一把开启音符。有人说,学音乐的孩子不易学坏，也有人说学音乐的孩子成绩不会差。

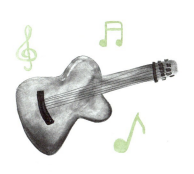

学习演奏乐器有很多好处。一是有利于开发智力，培养协调性。演奏乐器要求听觉专注，手指灵敏，双手与全身协调配合，这使大脑左右半球的机能获得同等发展并增进互相协调。从幼年开始学习器乐的孩子，在理解力、接受力、想象力和创造性思维等方面都显著高于一般孩子。二是锻炼耐力和信心。演奏需要相对熟练的技术、技巧，需要有规律的、科学的、恒久的训练。许多器乐学习者平均每天花 1 小时练习。这种训练需要毅力、耐力、信心和勇气。所以，器乐学习对于培养坚强的意志、顽强进取的品质，以及踏实、严谨、科学的作风，都有良好的作用。三是有利于提升学习效果。学习不仅是脑力活，也是体力活。学习需要静心，学习演奏乐器需要静下心来，仔细读谱，严密而准确地控制动作，这些都有利于提高学习成绩。四是有利于排解压力和烦恼。现实生活中总会有无数的烦恼、困扰、无奈、孤独、寂寞、误解、焦虑、恐惧、伤感……这些都会不可避免地伤害我们每个人。演奏心爱的乐器，在美丽的音乐世界里自由徜徉有利于减轻烦恼。学习演奏乐器还有利于充实精神生活、修身养性。不论年龄大小，学习演奏乐器都有助于颞叶的发育并能刺激它的活动，使其活动趋于活跃，从而使其功能得到全面发挥。

> 人类的智慧掌握着三把钥匙,一把开启数字,一把开启字母,一把开启音符。

7. 改善负面情感反应的智慧锦囊:纠正负面情感反应

纠正负面情感反应需做到以下几点:①觉察消极思想;②导向式想象;③充足的睡眠;④练习自我催眠;⑤拒绝过量酒精和咖啡;⑥学习演奏乐器。

(三) 如何改善身体反应

1. 自我放松

(1) 做一些自己感兴趣的事情:专心做一件事情,会让自己进入一种忘我的境界,这样焦虑就会被抛之脑后。打篮球、购物、逛街都是不错的选择。

(2) 深呼吸:所谓深呼吸,就是胸腹式呼吸联合进行,可以排出肺内残气及其他代谢产物,吸入更多的新鲜空气,以供给各脏器所需的氧气,提高或改善脏器功能。深呼吸能使人的胸部、腹部相关肌肉和器官得以较大幅度的运动,能较多地吸进氧气,吐出二氧化碳,使血液循环得以加强,对于解除疲惫、放松情绪都是有益的。深呼吸是自我放松的最好方法,它不仅能促进人体与外界的氧气交换,还能使人心跳减缓,血压降低。它能转移人在压抑环境中的注意力,并提高自我意识。当人们知道自己能够通过深呼吸来保持镇静时,就能够重新控制情感,缓解焦虑情绪。出现严重压力时，人们可以采用深呼吸的方式来克服恐惧。当然，我们可以在任何时候练习深呼吸（如上班路上、每餐之前、运动的时候、表演之前），并不一定是在承受压力时才进行。

具体做法：①选择空气新鲜的地方，坐在一个没有扶手的椅子上，两脚平放，并使大腿与地板平行。将背部伸直，手放在大腿前部。②用鼻子进行深吸气，先使腹部膨胀，然后使胸部膨胀，达到极限后，屏气几秒钟。③通过鼻子缓慢地呼气。呼出时间比吸入时间长。④在连续的呼吸中，完全扩张胸部和肺部，感觉胸部正缓慢上升。想象空气正在腹部和胸部向各个方向扩张。⑤反复进行吸气、呼气，每日2~3次，每次3~5分钟，保持节奏舒缓，不要强求自己。注意呼吸的深度和完全程度，并使身体放松。

（3）视觉幻想：想象眼前是一个可以让你感觉舒适、放松的地方。比如，想象自己来到一片海滩，看到了海洋，感觉到脚趾间夹着柔软的沙粒，感受温暖的阳光照耀头顶，微风轻触肌肤，呼吸着清新的空气，听到海鸥的鸣叫声、海

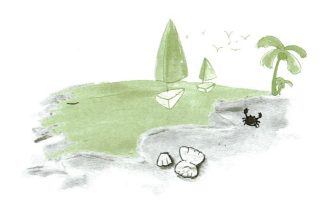

浪的涨潮声和孩子的嬉戏声。你也可以想象眼前是一个真实的地方，也可以是一个虚幻的地方，只要是任何一个你想去的、能够让你得到放松的地方都行。还可以把紧张或烦恼想象成一种东西，稍作停顿后将松弛想象成另一种东西，再让它们相互作用，使紧张消除。例如，可以将紧张想象成一块冰，而把松弛想象成为太阳，太阳会将冰块融化，也可以用颜色的变化来象征紧张的消失。也可以想象身体里有许多光团。例如，红色的光团代表紧张或者痛苦，蓝色的光团代表松弛。在脑海中想象光团中的其中一个渐渐地由红色变为蓝色。稍作停顿后，再将看到的所有光团变成蓝色，这时便会感到身体的松弛。

想象一下你搭乘电梯到达最底层，以你所有的想象好好感受这几分钟。当你做完所有这些步骤，会感觉身心完全放松，你的思想将变得成熟，你将有勇气去迎接一切改变。每天至少花 20 分钟进行这项练习，它将改变你的生活，你会对它所产生的效果感到惊讶。每次练习时，想象心中产生一个念头、一个想法或一种感觉，并让自己专注于这样的念头、这样的想法和这样的感觉。假如你希望自己能得到放松，就想象自己置身于一个宁静的环境之中，看到自己放松的样子。你与别人轻松自如地相处，观察周围的环境，感受肌肉的松弛，浅尝舌头上香甜的饮料，并且吸入它的香味，感受手中杯子里的水温。仔细体会什么是放松，让它在你的想象中栩栩如生，然后在生活中将它变成现实。

（4）情景想象：情景想象是一种很好的减压方法，它能让人重新焕发出新的活力。情景想象就是利用语言上的暗示和实际材料在脑海中进行"想象"的方法。

当你有烦心事又找不到宣泄的出口时,你可以将这些烦心事想象成黑板上的字,然后想象自己拿起黑板擦,将黑板上的字一个一个地擦掉,直到感觉自己心里一片空白。当心里一片空白的时候,就想象自己进入了一个美丽的世界,那里有世间一切美好的事物。可以想象自己在世外桃源散步,尽可能地将这个世界想象得更具体一些,越具体越好。这样,你的心中就会建立起美好的意境,而它会让你轻松下来,让你的内心得到净化和放松。

当你感到压力或者遇到问题时,也可以通过想象来驱除。例如,许多人都害怕演讲。那你可以在演讲前,对着镜子,把脑海中将要演讲的场面想象出来,想象一群人在听自己演讲。这时,反复朗读自己的演讲稿,直到打动自己为止。经过这样的训练后,当你企盼、憧憬的情景被唤起时,你便会受到激励,情绪也能够安定下来,整个人就能获得自信。

你也可以运用想象力为自己建造一座内心的圣殿。内心的圣殿是指在心中营造一个适宜的心理环境,让自己随时可以进入。因为你完全能够按照自己的意愿去创造它,所以这座圣殿应该是放松、宁静、安逸的场所。在这座圣殿中,可以让心灵得到充分的休憩。其实,建造一座圣殿并不难。首先,在一个舒适的位置上放松并且将双眼闭上。然后,想象自己身处一个美丽、安宁的自然环境之中,这个地点并没有限制，只要它能吸引你就行。想象自己在山顶、森林、海边，甚至海底都可以，只要能让自己感到舒适、愉快。接着去巡视这里，注意一切细节和声音。记住自己处于这座圣殿中的身心感受。利用自己的身体设计一个特殊的姿势或动作，建立与这所圣殿的连接。从此以后，这里便是你心目中的圣殿。只要想去，在任何时候，只要做出这个姿势或动作，便可以到达那里，得到内心的放松与宁静。一段时间后，你会发现自己的圣殿自发性地发生了一些变化，也可以在那里尝试改变或者增加一些东西。在这座只属于自己的圣殿里，你可以发挥出自己无穷的创造力，但是请一定记住，不要让圣殿中的宁静、和平与绝对安全的氛围消失。

（5）想象"脱敏"练习：这里所说的想象脱敏，指的是通过逐渐将自己暴露在能引起不同程度焦虑或恐惧的想象情境中来逐渐减少或消除暴露于类似真实场景时的焦虑和恐惧。这是一种应对紧张、焦虑和恐惧的有效方法。它的主要内容是，通过对现实生活中的挫折情境和让自己感到紧张、焦虑和恐惧的事件进行想象，学会在想象的情境中放松自己，从而达到在真实挫折和紧张场合有效应对各种不良情绪。具体做法如下：①学会有效放松。要达到1~2分钟内能完全放松，这是利用想象脱敏的基础。深呼吸是快速达到放松简单有效的方法。②把挫折和紧张事件按等级排列出来。在纸上把可能引起焦虑和紧张的事件，包括目前遇到的、可以预见到的和将来可能会遇到的事件尽可能全部罗列出来，它应该包括各种不同性质的事件。在完成这一步后，给这些让自己感到紧张的项目打分：完全不紧张的打 0 分，最紧张的打 100 分，其他项目根据自己的体验，把分数定在 0~100 分。注意，每个项目之间的分数差距应大致相等，如都相差 5 分，然后按照分数的高低，从低到高地将它们排列出来，每个使你感到紧张的项目描述应当简明扼要，如睡过头了（5 分）、明天参加考试（10 分）、受到父母责骂（15 分）。③脱敏想象练习。从分数最低的项目开始，在脑海中想象你所描述的情境，并且使情境保持 30 秒左右。当感觉到身体紧张时，便开始做放松练习。当连续 2 次想象同一个项目而没有紧张时，便可进入下一项了。

在进行想象和放松练习时，每一个项目的情景都必须是真实生动的，要求练习者能够清晰地想象出情境中的声音、颜色、气味等。在刚刚开始练习的时候可能并不是那么容易便能想象出来，但是随着练习次数增加，练习者便能清晰地还原在现实生活中感到紧张的情景了。当对所列的全部项目反复进行了两三遍练习后，在日常生活中遇到同样的情景时就不会那么紧张了。

（6）超觉静思法：端正姿势，调整呼吸，闭目养神，内视自己，控制感觉，把意识集中于一点，进入万念皆空的境界，这就是超觉静思。相信大家还记得《聪明的一休》这部日本动画片吧。在动画片里，每当一休遇到难题的时候便会闭目端坐，双手合十。这就是"超觉静思"的一种形式。

超觉静思法做一次只需要 3 分钟，分静坐、调息、默诵 3 个阶段。

1）静坐。静坐就是稳稳地端坐。坐姿很重要，不能过于懒散地坐着，这样难以使精神振奋。相反，正襟危坐容易让人集中注意力。可以选择禅坐或者坐在椅子上，重要的是姿势要端正。

2）调息。调息便是调整呼吸。调息是超觉静思法的重要组成部分，它通过调整呼吸，进而调整自主神经功能。大家常见到或体会到在考试之前，有人呼吸紊乱，频率加快；比赛之时，有人呼吸紧迫，甚至休克昏厥。然而精神上训练有素的人，在同样情况下却能坦然自若，泰然处之。调息就是发挥意识的作用，使人消除紧张，缓和心绪，集中注意力，从而使大脑进入思维和记忆的最佳状态。具体方法如下：

首先，两眼微合，排除杂念。所谓微合就是两眼似闭非闭、半睁不睁，前面好像有一道雾障，伸手不见五指，但透过浓雾又隐约可见朦胧的曙光。在这种状态下，才可以既排除外部环境干扰，又不滋生内心的种种妄念。

其次，采用腹式呼吸。腹式呼吸就好像我们准备睡觉时的呼吸方法，如果找不到窍门，可以先躺下寻找一下感觉，然后默记呼吸次数。第一次吸气时，心中默念"1"，用意念创造出一个大大的"1"，呼气时用意念把它擦掉，以此类推。如果中途分神忘了顺序，那么就从头重数，当能够顺利地数到100时，就说明已经能够使精神集中了。

最后，如果仅仅是默记呼吸次数还不能排除杂念、集中注意力的话，可以尝试一下"观想图像法"。可以试着想象某个物体的形状，如想象一片云彩、一轮满月、一颗星星……要选择那种形象鲜明的物体,并让它孤零零地呈现在大脑中,集中全部注意力,全神贯注地进行观察;除了真实的物体之外,也可以联想一些抽象的符号,例如某个字、某个标点或者几何图形等,关键是要专心致志,别让它在脑中晃动或消失,别让杂念乘虚而入。

3)默诵。默诵是指默默地诵读使精神集中的关键词。默诵时选择能代表自己愿望、信念和鼓舞自己走向成功的座右铭。默诵的语句要短而具体,并且要充满信心,比如"相信自己一定行""我是最棒的"等。在这个阶段,腹式呼吸仍然在进行,只是不再默计呼吸的次数,而是在无意识的状态下进行腹式呼吸,呼吸比此前更轻松一些。

默诵持续 1 分钟后,一轮超觉静思就完成了。这时,你可以慢慢地睁开眼睛,精神状态会焕然一新,变得神志清醒、精力充沛、气定神闲、信心十足。所以,超觉静思法是激发人的潜能的一种方法。

你可以在任何时候通过深呼吸来保持镇静、控制情感、缓解焦虑情绪。

2. 有氧运动

有氧运动是指人体在氧气充分供应的情况下进行的体育锻炼。即在运动过程中,人体吸入的氧气与需求相等,达到生理上的平衡状态。简单来说,有氧运动是指任何富有韵律性的运动,其运动时间较长(15 分钟或以上),运动强度在中等或中上的程度（心率达最大心率值的 75%～85%）。

有氧运动的作用很多，可以加速输送能量及养分至大脑细胞、加速清除脑内废物、降低体内压力激素、释放内啡肽、提升脑内脑源性神经营养因子。

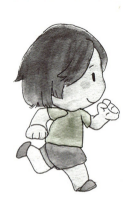

常见的有氧运动有快走、慢跑、骑自行车、爬山、游泳、舞蹈、太极拳，以及一些小球类运动（如乒乓球与羽毛球）。体质稍差或年龄偏大的人，可进行慢跑或跑走交替的运动方式，每次 15～30 分钟，每周 2～3 次，经过几周锻炼，根据个人体质与实际情况适度增加运动强度、时长及频率。

普通人群可采用间隔训练法，每周 3～5 次，每次 30～50 分钟，推荐以有氧运动主导的运动方式。

有氧运动有利于降低体内压力激素、释放内啡肽。

3. 均衡营养

摄取均衡营养，对于治疗焦虑情绪将会有帮助。

一些人对各种食物所能提供的营养价值存在误解，甚至有人认为只有吃精粮才能够保证自己的营养供应，

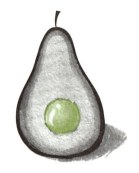

这是极其错误的。人在一天之内应吃齐四类食物，即五谷、蔬果、乳类和肉类。这四类食物为人体提供每天需要的七种养分，因此这四类食物合称"均衡的食物"。

焦虑抑郁与多巴胺、去甲肾上腺素、血清素的含量偏低有关。五羟色胺和多巴胺是重要的神经递质，对情绪有着非常重要的影响。色氨酸和酪氨酸分别是合成五羟色胺和多巴胺的前体物质。含有较高量酪氨酸的食物有鸡肉、瘦牛肉、瘦猪肉、瘦羊肉、兔肉、鱼及红薯类食物等。另外，甲壳类动物如蛤、蟹、河螺、牡蛎，水产品乌鱼子和豆类食物如大豆、扁豆、青豆以及硬壳果类如花生、核桃、黑芝麻以及葡萄干等都含有较高的酪氨酸。有些食物含有较高量色氨酸。小米的色氨酸在谷物中含量最高，经常失眠者，多吃小米粥可以改善症状。除此之外，还有南瓜仁儿、虾米、海带和黑芝麻都富含大量的色氨酸。

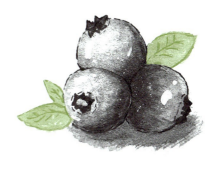

合理安排三餐非常重要，每餐的热能分配以早餐占全日总热能的30%、午餐占40%、晚餐占30%较合适。

早餐食谱中的各种营养素的量，一般应占全天供给量的30%左右。其中对在中、晚餐中可能供给不足的营养，如能量、维生素B_1等，早餐应适量增加。且做到粗细搭配，使食物蛋白质中的八种必需氨基酸组成比例更趋平衡，营养

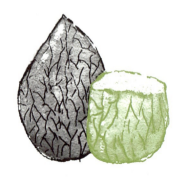

互补。

俗话说:"早餐要吃好,午餐要吃饱,晚餐要吃少。"为什么要这么安排呢?每当我们吃过饭后,大约经过4小时,食物通过消化吸收后将全部排空。因此,为了不断给人体补充能量,需4~6小时安排一次用餐。早晨,当我们经过8小时睡眠后,会感到特别精神,自然上午的工作、学习效率要比下午高。不吃早餐,工作、学习的效率会下降。胃好像一个食物加工的袋子,吃进的食物都要经过胃消化吸收。当胃里没有了食物,时间久了就会感到胃痛,再加上没有食物供给能量,常常会出现头昏、无力、心慌、出冷汗等。另外,如果不吃早餐,一天就只有两餐了。这样,空腹的时间就会变长,每餐的饭量也就会增多,从而使胃的消化吸收功能增强,吃进去的食物就会被完全吸收。日本的相扑运动员就是这样来增加体重的。因此,不吃早餐的人容易发胖。所以早餐一定要吃好,以使身体得到正常发育并保持健康状态。

早餐是一天中最重要的一餐,每天吃早餐是世界卫生组织倡导的健康生活方式。

4. 药物治疗

抗焦虑药物对几种基底神经节疾病相当有效,比如紧张、恐慌、肌肉紧张等。在其他方法无效时，药物治疗经常能发挥意想不到的作用。利用药物治疗，需注意以下几点：

（1）个体化治疗：根据患者的偏好、年龄、躯体状况、药物治疗史、有无合并症等因人而异地选择个体化合理治疗。药物宜从较小剂量开始逐渐加量，尽可能采用最小有效剂量。

（2）不良反应：不良反应常可耐受。服用抗焦虑与抑郁药后常可能出现恶心、口干、出汗、头昏、便秘或腹泻等不良反应，在刚开始用药的1~2周可能较明显，如能耐受，则不必在意，随着用药时间增加，这些反应会逐渐减轻甚至消失。抗抑郁药物普遍用于治疗抑郁障碍，也用于治疗其他心理症状，如焦虑、躯体疼痛和失眠。

（3）要有耐心：有些人在服药后如果没有立即见效，就会自行停止服药。抗焦虑与抑郁药快的1~2周开始起效，慢的2~4周开始起效。因个体差异，有的需达到较大剂量才有明显的效果，有时候甚至须尝试好几种药物，而且要持续用药一段时间，才会出现明显疗效。所以，耐心非常重要。

（4）规范服药，科学减停：服用抗焦虑与抑郁药物通常时间较长，不宜随便停药，抗焦虑的药物治疗包括急性期治疗、巩固治疗和维持治疗。焦虑与抑郁症状完全消失后，宜继续服用巩固治疗3~6个月后再停药，部分药需缓慢减量停药。

苯二氮䓬类药物有地西泮（安定）、硝西泮（硝基安定）

等，这类药物都具有抗焦虑作用、镇静作用和大剂量时的催眠作用，亦是一种有效的肌肉松弛剂和抗癫痫药物。这类药物不宜长期服用，以免产生药物依赖性，一般不超过 4 周，慢性焦虑症患者也不宜超过 6 周。如病情需要时，可采用药理作用相近的抗焦虑药交替使用。停药宜逐渐减量，不宜骤停，以防产生戒断反应。

药物是治疗焦虑的重要手段之一，宜规范服药，科学减停。

5. 改善身体反应的智慧锦囊：降低压力激素，改善身体状况

改善身体反应，需要做到以下几点：①自我放松；②定期有氧运动；③均衡营养；④规范药物治疗。

（四）如何改善认知反应

1. 播种积极心态树

情绪没有好坏之分，焦虑、抑郁等负面情绪是不可能避免的，如何应对这些情绪才是关键。

告诉自己**一切都会好起来的**。焦虑情绪和其他情绪一样，都有自然产生和消解的过程。很多时候，我们的焦虑是由理性和非理性恐惧混合引起的，这些恐惧相互促进并驱使我们发生恐慌，而这可能会破坏我们的睡眠。要解决这个问题，首先要告诉自己，虽然我们的恐惧有时是理性的，但现在可能会反应过度。重复"我没事，我会没事"。或者一遍

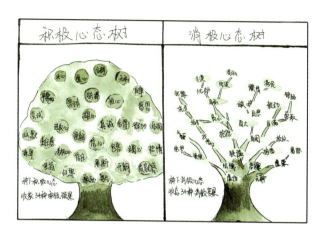

又一遍地告诉自己我们的焦虑是暂时的。这样的情绪就像是一条河流，总会有波浪平息的时候。尝试说"我今天努力做到最好。我很担心，但现在担心对我没有任何好处。明天我会解决更多问题。"

焦虑就像是一条河流，总会有波浪平息的时候。

2. 自我反省

有些神经性焦虑是由于患者将某些情绪体验或欲望压抑到潜意识中，但它并没有消失，仍潜伏于潜意识中，并且随时试图冲出潜意识进入人的意识中，意识又对其进行压制，不断的冲突便产生了病症。发病时你只知道痛苦焦虑，而不知其因。在此种情况下，须进行自我反省，把潜意识中引起痛苦的事情诉说出来。人的潜意识是很庞大的，能量也是很大的,就像一座冰山,人们通常能看到浮在水面上的。冰山的一角是意识,而更多的不为人知的在水下,是潜意识。潜意识似如一片肥沃的土地,你种上什么种子,它就会结什么果实。将潜意识意识化常常有利于症状的减轻或消除。

曾子曰:"吾日三省吾身,为人谋而不忠乎?与朋友交而不信乎?传不习乎?"事实上,每个人在做事的时候都要持有自我反省、自我修正的态度,并努力去实现自己美好的愿望。一个善于自我反省的人,往往能够发现自己的优点和缺点,并能够扬长避短,发挥自己的最大潜能。

潜意识意识化常常有利于症状的减轻或消除。

3. 增加自信

自信是成功的第一秘诀。没有自信,生活就没有底气和光亮。自信是治愈焦虑的良药,但有人非常自信地认为自己能力不足,这样的自信常常夸大自己失败的可能性,从而引起忧虑、紧张和恐惧。

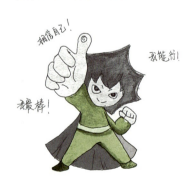

如何提升自信呢?可以试试以下的方法。①不断暗示自己"我可以""我行",积极的暗示可以增加自信心。②发现他人的一个个小成功也能增加自信和帮助他人增加自信。回想一下过去的岁月中最辉煌、最快乐的时刻,并把它写下来。③每天做一件有点挑战却又开心的事情,并将其变成一种习惯。害怕是自信的另一面。战胜一个"恐惧"的同时意味着获得了一个"自信"。

案例: 明明妈妈曾经分享过一次深刻的体验。在儿子初中毕业时,明明妈妈陪着儿子去了美国迪斯尼。儿子勇敢地选择了过山车项目,虽然妈妈有些恐高,但仍勇敢地选择陪儿子一起坐过山车。在过山车上,妈妈非常恐惧,大声尖叫着应对过山车大幅度的升降和360°的翻转,胃内也是翻江倒海。后来,明明妈妈每次提到这事,总是说:"在40多岁的高龄,我还能跟年轻人一起坐过山车,我真心觉得自己OK,自信心也得到膨胀。"想想自己曾经感到自信的时候,记住那种感觉,并且时刻保持着。每增加一点自信,焦虑程度就会降低一点。

想想自己曾经感到自信的时候,记住那种感觉,并且时刻保持着。

4. "18/40/60 法则"

经常担心别人怎么看待自己的人,可以利用"18/40/60 法则"来面对这个问题:当你 18 岁时,你担心每个人怎么看你;当你 40 岁时,你不在乎任何人怎么看你;当你 60 岁时,你发现根本没有人注意你。

别人整天所担心的，所想着的，是他们自己，而不是你。想想你自己的情形就知道了。你今天想的是什么？是别人会做什么还是你自己该做什么或希望做什么？你多半是在想自己：你今天要做的事、你会碰到的人、你该付的账单、你的上司或子女可能带来的麻烦、你的另一半是否还爱你，等等。别人想的也是他们自己。生活中不仅有诗和远方，还有一些鸡零狗碎。

生活中不仅有诗和远方，还有一些鸡零狗碎。

5. 寻求帮助

求助是一种积极的人生态度，是敢于战胜困难和迎接挑战的一种选择。这种选择能够让我们始终保持进取的姿态，以开放和务实的精神沿着正确的人生道路前行。向他人求助也是一种生存能力。一个人不论有多优秀，都不可能具备独自解决困难和问题的所有能力。大成至圣先师孔老夫子有一句至理名言："三人行，必有我师焉。"向他人求助，目的在于更加有效地解决问题。我们的时代，已经不再是单打独斗的时代，每个人（团体、团队）都有自己的特长和禀赋。我们抓耳挠腮、百思不解的难题，很有可能正是别人的拿手好戏。

也许，有些人会觉得向他人求助是一种无奈，代表自己能力不足，甚至是一种耻辱。如果把向他人求助视为一种学习、一种积累、一种追求进步奋发向上的途径，所有的问题就都不是问题了。因此,学会向他人求助,敢于和善于麻烦他人,是一种提升自己特长和禀赋打开通往未来之门的特殊通道。向他人求助,首先要求的就是勇气。中国有一句古话,叫做:"上山打虎易,开口求人难。"这番话的确引人深思,有时候我们怕开口求助他人,怕给人家添麻烦。其实,越是优秀的人,越懂得求助;越是懂得求助,也会越来越成功。一个人提升自己有两种方法:一是自力更生,奋发图强;二是求助,放下身架,拜他人为师。据说,乔布斯12岁的时候,就敢于把电话打给大名鼎鼎的硅谷之父、惠普公司的创始人——比尔·休利特,请求为其设计的频率计数器提供帮助。12岁的乔布斯,就这样成了54岁的硅谷之神比尔·休利特的朋友,并得到进入惠普公司实习的机会。

向他人求助,要讲究方式和方法。也就是说,我们要善于求助,要努力营造一个让别人非要助你一把不可的良好氛围。因此,不要钻牛角尖,不要和他人较劲,更加不要幸灾乐祸,看别人的笑话,而是以新的视角去发现更多的可能性,让自己得到进步和成长。向他人求助,其实是一个结交朋友的方式和过程。有些曾经帮过我们忙的人,可能会比那些我们曾经帮助过的人更愿意伸出友谊之手。通过求助,我们可以在增长自己知识和才干的同时,进一步扩大自己及团队的人脉,使人际交往变得更加广泛,更加深入,从而获得更多的资源和支持。学会求助,是一种生存的智慧。

求助时要注意两点:一是把握求助的时机;二是寻找最适人员。求助的时机并不难确定。不论是在人际关系、工作或自身方面，如果一个人的态度、行为、感觉或思想已经妨碍他在现实世界中追求成功的能力，而且凭着个人本身的力量，又无法充分理解或解决这些问题时，建议寻求帮助，必要时寻求专业人员帮助。寻找专业人员时要积极寻找最匹配的医生或心理咨询师。合格专业人员可以省去不必要的痛苦与煎熬，且能获得最佳的治疗效果。向对你的问题有深入研究的人寻求参考信息，有助于发现最匹配的医生或心理咨询师。可以在互联网上联系一些支持团体，因为其中可能有些成员有过寻访专业人员的经历，他们能够提供有关医生的医术、医德等重要信息。也可以通过与专业人员进行面谈，看看是否与自己匹配。注意寻找对你尊重、愿意解答你所提出的问题、能与你建立信任关系的人。

当自己所爱的人不肯就医，该怎么办？

（1）应用直截了当的方法：先清楚地向他们表明他们的哪些情况让你担心，并说明这些问题是可以通过一定的措施得到改善的。清楚地解释可以向外界寻求援助，不过，寻求援助并不是要治疗他们的某种缺陷，而是帮助他们发挥大脑的最佳功能。告诉他们，如果对这些情况不闻不问或不采取适当的措施，可能会对他们的成功产生不利的影响。

（2）提供相关信息：书籍、视频、相关文章都可能提供帮助。好的信息非常具有说服力，特别是那些促使患者采取积极的、健康生活方式的内容，更能产生良好的效果。

（3）如果上述两种方法都不见效，可以先向他们提出寻求帮助的概念，让他们心中留有寻求帮助的思想，然后再定期提醒，随时灌输相关的思想、文章或信息。但在此过程中，切忌热心过火，避免引起对方产生反感情绪。

（4）寻找对方平时比较信任的亲戚或朋友与其进行沟通：一般人都比较容易接纳自己所信任的人，否则的话，是不会乐意听从建议的。

（5）给对方以新的希望：许多存在这方面问题的人曾经求助，情况也有所好转。而且随着医疗技术的发展，专业人员能够提供更对症、更有效的治疗方法。

（6）必要时不惜翻脸：如果经过一段时间后，尽管你用尽上述各种方法，对方还是不愿意求助，而他的问题又对你的生活带来消极的影响，那么你可以考虑与他断绝关系。勉强维持低质量的关系对你的身心健康和生活会带来不利的影响，而且往往也会让对方一直处于存在问题的状态。事实上，断绝关系的要求或行动有时反而能够促使对方发生根本性的改变，比如说开始戒酒、戒毒、接受治疗等。虽然我们并不提倡一开始就以断绝关系作为要挟，但如果对方长期不改变，断绝关系可能是促使其改变的最好方法。

值得注意的是：如果对方伤害自己或他人时，可报警强制其接受治疗。否则无权强迫他接受治疗。我们只能在力所能及的范围内提供所能提供的帮助。

求助，是一种积极的人生态度！

6. 改善认知反应的智慧锦囊：修正注意及思维偏差

改善认知反应需注意以下方面：①播种积极心态树；②自我反省；③增加自信；④18/40/60法则；⑤寻求帮助。

> 5-羟色胺和多巴胺是重要的神经递质，对情绪有着非常重要的影响。

七、树立良好的生活态度

（一）学会感恩

在汉语文字中，"恩"字有这样的解释：从心、从因，因从口大，乃就其口而扩大之意，亦含有相赖相亲之意，心之所赖所亲者，彼此必有厚德之谊，即他人给我或我给他人的某种情谊。

"施惠无念，受恩莫忘"这句话出自《朱子家训》。它告诫我们，施予他人恩惠不要念念不忘，受了他人恩惠，却要常记心上。"感恩"是一个人与生俱来的本性，是一个人不可磨灭的良知，也是现代社会成功人士健康性格的表现。一个人如果连感恩都不会，那么他（她）将变得冰冷无情。人的一生中，在日常生活、工作和学习中，随时都可能遇到令人心生感恩的人或事。感恩不是为了报恩，因为有些恩情是无法回报的，也不是能等量回报的，但这些恩情值得我们去铭记、去表达。"感恩"是尊重的基础。

感恩是一种积极向上的思考和谦卑的态度，是一种充满爱意的行动，也是一种处世哲学和生活智慧。感恩伤痛，会让我们学会坚韧；感恩失利，会让我们学会前行；感恩阳光，会让我们沐浴明亮；感恩彷徨，会让我们看清方向……

"生活需要一颗感恩的心来创造，一颗感恩的心需要生活来滋养"。人生只有一次，我们要有一颗宽容的心感谢生命的存在，接受生活的恩赐；怀有一颗感恩之心，生活便会少点抱怨，少点愤恨，少点烦恼。用一颗感恩的心去看世界，世界回赠予你的必然是美好。理清不必要的欲望，有利于减少迷茫，"凡事顺其自然，遇事处之泰然，得意之时淡然，失意之时坦然，艰辛曲折必然，历经沧桑悟然"，知足常乐，学会感恩，方能淡然面对浮躁的社会，形成淡定从容的心境。

研究证实，常怀感恩之心有助于减轻焦虑。摒弃疲惫不堪的心态，怀揣感激的心灵开启你的感恩之旅吧。

怀有一颗感恩之心，生活便会少点抱怨，少点愤恨，少点烦恼。

（二）学习新技能

当今时代是一个知识爆炸的时代，断无一劳永逸之道理，学几年管一辈子是不可能的事情。根据知识折旧定律，一年不学习，一个人所拥有的全部知识就会折旧80%。风云变幻，时移世易，很多人都有本领恐慌危机感，只有学习才能缓解我们的本领恐慌。正如莫言所说："当你的才华还撑不起你的野心时，就应该静下心来学习；当你的能力还驾驭不了你的目标时,就应该沉下心来历练。"诗人陆游在《冬夜读书示子聿》中说:"纸上得来终觉浅,绝知此事要躬行。"我们既要学习书本知识,又要学习实践技能,更要学以致用,非学不能探其究,非练不能获其要。每天坚持一点点,每天进步一点点,有恒则断无不成之事。"问渠那得清如许,为有源头活水来。"学无止境,持续学习才能主动加快知识更新,优化知识结构,拓宽眼界和视野,才能提高各方面知识素养,分享自己不苟且的红利,永葆先进性。

学习新知识技能不只是成人的事,对于孩子也是如此。现在,很多家长比较注重培养孩子学习乐器演奏、绘画、体育竞技项目等可能有利于孩子将来升学加分的项目,较少培养孩子学习家务技能。其实孩子学习做家务有诸多好处。做家务有利于孩子更多地体验日常的生活点滴,锻炼和发展孩子的动作技能;做家务能拓宽孩子日常生活知识面,提升孩子的认知能力,从而更好地提升解决问题的能力;做家务能增强孩子的独立生活能力,培养孩子的责任感;父母在带着孩子做家务的过程中,可以有很好的机会和孩子深度沟通,有利于增进亲子感情。千万不要小瞧这些日常生活小技能,有时这些小技能甚至能够挽救生命。

新冠肺炎疫情打乱了人们的正常生活,大家被迫宅在家里,拥有了较多的空闲时间。疫情严重时期,没有外卖,很多人发现了会做饭的重要性。于是,许多人在这段时间学会了烹饪或提升了烹饪技术,在居家期间为自己和家人烹调了一道道美味的菜肴;还有一些人在这段时间学会了演奏乐器或其他新技能，发现了自己以前未觉知的潜能。

大脑的潜能很大，需要我们勇敢地开拓。人在注意力高度集中的情况下会产生一种酣畅淋漓的心流体验，专注投入地工作能获得幸福。如果我们愿意去学习一些新知识、新技能，身心都会获得极大的满足感，体验会更加丰富和多元，灵魂会更加有趣，人生将更加精彩。

人在注意力高度集中的情况下会产生一种酣畅淋漓的心流体验，获得幸福感。

（三）培养积极思维的能力

积极是一种出色的心理素质和生活态度，积极思维是一种能力。积极心理学呼吁：心理学应该转换为研究人类的积极品质，关注人类的生存与发展。实际上，关注人性积极层面更有助于深刻理解人性，更有利于帮助人类真正到达幸福的彼岸。不同领域的研究都表明，强调人性的积极面可以使心理学研究的各个分支领域更加注重培养和调动人性中固有的力量，从而使得治疗、咨询、培训、教育、人际交往更为有效和顺畅。

研究发现，患同样风险程度的疾病者，保持乐观的患者比面对现实的患者症状出现更晚，活得也更久。乐观主义积极的效果主要是在认知水平上进行调节。一个乐观的患者更可能实行增进健康行为和获得社会支持。只要有可能，人们选择的行为是能使他们感到充实、有能力和有创造性的行为。积极情绪拓延构建（broaden-and-build）理论认为，某些离散的积极情绪，包括高兴、兴趣、满足、自豪和爱，都有拓延人们瞬间的知行能力，构建和增强个人资源，如增强人的体力、智力、社会协调性等。同时，其他实验研究表明，积极情绪增强了个人知行的资源，而消极情绪则减少了这一资源，而且积极情绪有助于消除消极情绪。

积极的人格特征中存在两个独立的维度：正性的利己特征和与他人的积极关系。前者是指接受自我、具有个人生活目标或能感觉到生活的意义、感觉独立、感觉到成功或者是能够把握环境和环境的挑战，后者则指当自己需要的时候能获得他人的支持，在别人需要的时候愿意并且有能力提供帮助，看重与他人的关系并对与他人的关系表示满意。积极个性特征中引起较多关注的是乐观。积极心理学对心理治疗的主要观点是：心理治疗不是修复受损部分，而是培育人类最好的正向力量；发挥人类积极的潜能，如幸福感、自主、乐观、智慧、创造力、快乐、生命意义等。主观幸福感是指个体对自身快乐和生活质量等"幸福感"指标的感觉。这样的观点可以充分应用到生活中提升幸福感。

例如，父母都想把孩子培养得非常出色。他们为了孩子付出了很多的精力和金钱，但结果却不一定满意，甚至让父母和孩子都很沮丧。其中一个重要原因是父母容不得孩子身上的一些短处。培养孩子不能只是盯着他身上的短处，而是发现并塑造他身上的长处，将这些最优秀的品质变成促进他们幸福生活的动力。真诚地指出孩子的优点并给予表扬后，再指出孩子的不足，比直接指出孩子的不足更能让孩子接受并改进。

我们要学会应用积极的心态来对人的许多心理现象和心理问题作出新的解读，并以此来激发每个人自身所固有的某些实际的或潜在的积极品质和积极力量，从而使每个人都能顺利地走向属于自己的幸福彼岸。有这样一位年轻女士，工作不算太累，收入也还不错，但她总觉得日子过得很没劲。在她讲述自己的故事时多次提到，她的成长过程中很少得到妈妈的表扬，她做的很多事妈妈都不太满意。因此，她也认同了妈妈的看法觉得自己不如别人。在交谈中，咨询师问她："在你的记忆中，什么事让你最快乐或给你的印象最深刻？""去土耳其当志愿者的那段时光给我留下了非常美好的印象。"接下来，这位女士讲述了她在大学阶段从众多的报名者中胜出，并获得去土耳其当志愿者的资格，并且在土耳其度过了一段美好而难忘的时光，遇到了一些热心帮助她的外国人。咨询师认真地聆听来访者讲述并适时进行提问。当来访者讲到她从众多报名者中胜出获得去土耳其的资格时，咨询师说："你真厉害！你是怎么做到的？"当她提到当初与同去的志愿者约好在土耳其共同旅行的计划泡汤，自己独自一人前去旅行并遇上了一些热心帮助她的当地人时，咨询师真诚回应说："你真勇敢！"咨询结束时，咨询师请来访者谈自己的感受，来访者说："我觉得长这么大，第一次有人这么认真听我说话，第一次感觉被人理解。"在咨询过程中，咨询师除了倾听和表达共情外，还要尽可能地挖掘来访者身上的积极品质和力量。

面对他人，我们要善于发现其积极的个人特质，比如爱的能力、工作的能力、人际交往技巧、对美的感受力、毅力、宽容、勇敢、创造性、对未来的关注、灵性、天赋和智慧等。每个人都一定有着某一种积极的品质，即使是最顽固的酗酒者，他的目光下也藏着一个努力使自己的人生变得积极的灵魂。那些具有积极观念的人具有更良好的社会道德和更佳的社会适应能力，他们能更轻松地面对压力、逆境和损失，即使面临最不利的社会环境，他们也能应付自如。积极心理学致力于人的积极品质，这既是对人性一种伟大的尊重和赞扬，同时在更大程度上也是对人类社会的一种理解。我们说，人身上一定存在着某种外显的或潜在的积极品质。正因为有这种能力，不仅使得人类在激烈的生存斗争中保持一种人的自尊，并在与其他生命形式构成的社会系统中充当着主宰，而且也使人类社会在大多数情况下有一种与万物共存的态度，从而不断向前发展。面对自己，我们要坦然接受竭尽全力之后的结果，哪怕看起来并没有达到预期的效果。相信一切都是最好的安排。

心理治疗不是修复受损部分，而是培育人类最好的正向力量。

（四）自我放松

现代社会，由于激烈的竞争带给人们巨大的压力，各方面的困扰也时时刻刻围绕着人们，这些现实的社会因素使得人们的心理时刻处于一种紧张不安的状态。巨大的心理压力和心理困扰让人们很容易产生不良情绪，影响身心健康。

可以运用自我放松的训练方式来达到放松的状态。在比较安静的环境里，通过一些反复的动作练习来学会有意识地控制自己的心理和生理活动，从而增强对事物的适应能力，调整不良心理状态，如我国的气功、印度的瑜伽等。研究发现，自我放松对高血压、冠心病、消化道溃疡、睡眠障碍、头痛及恶性肿瘤都有一定的防治效果，对人的心理和生理都有一定的效果。

1. 心理效应

在自我放松时通常要求静卧或静坐，摒弃杂念，静下心来，暂时抛弃一切心中的恩怨纠葛、爱恨情仇，也不要去想自己的病痛，不再为自己的生死或身外之物所忧虑，一心一意地进行训练，就可以让自己心情愉快、头脑清醒、全身舒适，并可以陶冶情操，调整缓解不良刺激对身心造成的危害，让人心境平和。

2. 生理效应

在做自我放松训练的时候，通常能够感觉到呼吸舒畅、全身放松的感觉，在这种放松的状态下，呼吸频率会逐渐减慢、心率也随之减速，血压下降，全身的肌肉得到进一步放松，血液循环进一步顺畅，感觉四肢逐渐温暖。训练达到一定深度时，交感神经的兴奋性降低，自身的耗氧量和耗能量逐渐减少，血红蛋白含量及其携带氧气的能力也有所提高，血氧饱和度增加，血中的去甲肾上腺素及胆固醇含量也会明显降低，这些有益的变化能够有效地消除紧张焦虑情绪，并对一些疾病的防治有很好的作用。

自我放松降低交感神经兴奋性，有利于心身健康。

（五）遇事及时做

珍惜今天，当日事当日毕。制定每日的工作时间进度表。每天都有目标，有结果，日清日新。今日不清，必然积累，积累导致拖延，拖延易致堕落、颓废，要付出更大的代价。能拖就拖的心情总不愉快，总觉疲乏。因为应做而未做的工作不断给人压迫感。"若无闲事挂心头，便是人间好时节"，拖延者心头不空，因而常感时间压力。

拖延并不能省下时间和精力，刚好相反，它使你心力交瘁，焦虑不安，疲于奔命。有时拖到最后可能会因为这样那

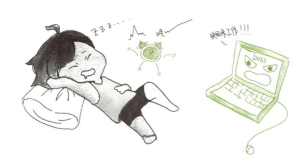

样的突发事件而不能完成以致后悔不已。这样不仅于事无补，反而白白浪费了宝贵时间。企业家 Victor Kiam 曾说：拖延是机会的杀手。拖延是让人工作进度落后、无法赶上截止期限、使工作成效极差的最大因素。19 世纪美国马戏团表演者巴南（Phineas Taylor Barnum）就曾提出忠告：千万别把现在这一小时内可以做到的事拖延不做。科学家赫胥黎指出：拖延绝不能把事情做好。拖延的行为，说穿了就是为了暂时解脱内心深处的恐惧感。

首先，恐惧失败。似乎凡事拖一下，就不会立刻面对失败了，而且还可以自我安慰：我会做成的，只是现在还没有准备好。同时，拖延能为失败留下台阶，拖到最后一刻，即使做不好，也有借口说，在如此短的时间内能有如此表现已经很不错了。其次，恐惧不如人。拖到最后，能不做便不做了，既消除了做不好低人一等的恐惧，又满足了虚荣心，告诉别人，换成是自己做得肯定比他们好。因此，养成遇事及时做的习惯，不仅克服拖延，而且能占"笨鸟先飞"的先机。久而久之，必然培育出当机立断的大智大勇。

拖延从根本上来说并不是一个时间管理方面的问题，也不是一个道德问题，而是一个复杂的心理问题。根本而言，拖延的问题是一个人跟自身如何相处的问题。我们不会天真地认为拖延的结束可以保证快乐的到来。快乐来自按照你的价值观健康地生活，来自跟他人和跟自己内心深处的连通，还来自能够接受自己本来的样子，来自不管拖延是否是你生活的一部分，仍能够如实地接受它。

试着把所有需要完成的事情列出清单并分好优先等级。除了分等级，我们还应该把目标进行分解，把大目标分解成小目标，设定更为具体的目标，各个击破，这样就更容易轻松应对。比如你的计划是"我要减肥，保持良好体型"，那么它可能难以实现。但如果你把计划调整为"我早上7点起床后跑步半小时，每周3次"，这样更可能坚持下来。所以，你不妨把计划分成一个个可以控制的小目标。再比如，你计划"一个月内读完一本近千页的著作"，那么你可以把计划调整为"每天读书30页"，这样会更容易完成。

你还可以进一步固定时间，养成习惯：比如每晚8~9点必须让自己坐在书桌前，远离电子产品，不看手机，不看电视，关掉音乐，将一切会影响你学习和工作的东西统统拿开，这时很安静，总得做点什么吧，于是你就可以专心致志地学习或者工作。长期坚持，你就会惊奇地发现，你能提前完成很多任务，而且越来越轻松，也越来越有信心，心理压力也会烟消云散。

对一个任务，并不是给的时间越长越好。巴金森在其所著的《巴金森法则》中写下这段话：你有多少时间完成工作，工作就会自动变成需要那么多时间。如果你有一整天的时间可以做甲项工作，你就会花一天的时间去做它。如果你只有1小时的时间可以做这项工作，你就会更迅速有效地在1小时内做完它。

把目标进行分解，把大目标分成小目标，设定

更为具体的目标，各个击破，这样就更容易轻松应对。

（六）放慢速度

前一节讲到遇事及时做，这一节要说放慢速度。乍一看，这两种说法似乎有些矛盾，其实不然。及时做不等于匆忙、慌乱地做事，所谓欲速则不达，有些事情放慢速度可能效果更佳。同样，放慢速度也并不等于不及时去做事，甚至可以说，从某种意义上，放慢速度意味着更多的思考，更正确的选择。其实，这两者是辩证统一的。正因为遇事及时做，及早安排，未雨绸缪，我们才能在关键时刻不慌不忙，淡定交出答卷。

人生如同一段长途旅行，重要的不是目的地，而是沿途的风景和看风景的心情。这才是真正的生活，而不是简单的生存。生活需要我们放慢脚步，放慢脚步是一种生活态度，一种生活方式。

在生活节奏越来越快的今天，我们每天都像陀螺一样飞速旋转。清晨出门，匆忙赶路上班；中午，快速吃完饭后回到电脑前伏案工作；下班后，疲惫地赶回家中，处理琐碎的家中事务。我们忙得晕头转向，没有时间去留心周围的人和事，没有时间去欣赏沿途的风景，生活变得单调乏味。披头士的灵魂人物约翰·列侬曾经说过："当我们正在为生活疲于奔命的时候，生活已经离我们而去。"人们为了追求更多，为了不断提升自我，精神高度紧张，神经紧绷。快节奏的生活带给我们物质享受的同时，也给我们的心灵带来了焦灼，给我们的健康带来隐患。英国时间管理专家格斯勒说过："我们正处在一个把健康卖给工作的时代，我们正在以一种自愿的方式把我们的健康甚至幸福抵押出去。"过快的生活节奏容易让人心力交瘁，难以感受生活的美好；过快的生活节奏让我们越来越衰弱，越来越失去创造力，甚至失去灵魂；过快的生活节奏往往与我们的初心背道而驰。

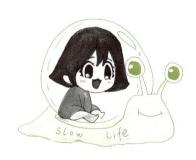

到底什么才是幸福？这可能是一个难以回答的问题，但在这个飞速前进的时代，能放慢脚步，过过"慢生活"，从容地对待每一天无疑会让我们感到幸福。过"慢生活"体现的是一种懂得珍惜和欣赏的生活态度，这是一种理性的生活态度，也是一种健康的生活方式。白天工作，晚上休息，不颠倒时间，不透支体力。这其实就是一种慢生活。慢生活不只是放慢生活节奏，还要放松身体与心情。

当学习、工作感觉累的时候，不妨停下来休息片刻，你会发现再次开始的时候，可能事半功倍。不要一整天都紧张不安，绷紧神经，要试着放慢节奏。慢慢来，无论工作还是生活。每晚睡觉前不要考虑还有哪些工作没做完，要给自己减压，通过听舒缓的轻音乐、读一本好书，或者睡前泡脚等方式使自己放松下来。不要强迫自己完成所有的工作。研究发现，有一些人总是要把手里的所有工作都完成才觉得好，这就容易把自己置于焦虑状态，先不说仓促下完成的工作质量是否过关，长期给自己施加的压力很可能影响自己的身心健康。

学习、工作之余，记得放慢脚步，投入关爱，适时给他人送去一份祝福；放慢脚步，欣赏旅途中的风景，去草原放歌，去海边踏浪；放慢脚步，感受周遭的风光：春天时，看看树枝上的嫩芽，闻闻百花的芳香；夏天时，仰望参天的大树，聆听青蛙的鸣叫；秋天时，欣赏层林尽染的树林，借一片片飘落的树叶送去思念与祝福；冬天时，感受千里冰封、万里雪飘的美景。放慢脚步，你就能感受到人生中的无限风光。

欲速则不达，当学习、工作感觉累的时候，不妨停下来休息片刻，你会发现再次开始的时候，可能事半功倍。

（七）接受不确定性

人生充满着不确定，或者说人生只有不确定是确定的，你永远不知道下一秒会发生什么。或许这一秒还艳阳高照、风和日丽，下一秒就乌云密布、电闪雷鸣！

有人说："人生充满了不确定，你只能努力；人生充满了不确定，不用想太多"。虽然人生无常，但是在无常面前，不同的态度和行为会带来不同的结果。你的态度而不是你的天赋决定高度，态度决定了你做事情的认真程度，正确地努力往往带来意想不到的好结果。

案例： 王先生是一个单位的中层领导，一直以来都非常努力、非常积极。但是在过去的2~3年里，因为单位改革，变化太大，人员流动也特别大，王先生的内心受到了很大的冲击，变得不像以前那么积极了。几年下来，他发现过去的消极状态对自己没有任何益处，不仅自己毫无进步，而且心里也很不舒坦。作为一名博士生导师，因为疏于耕耘，产出也较少。王先生突然意识到，不管外界环境怎么变，每个人仍然可以选择去把握好属于自己的小趋势。顿悟后，王先生又充满了活力，开始积极地工作和生活，每天晚上跑步，开始打卡学习英语。王先生的变化受到妻子和儿子的高度赞扬，精气神也变得更好了。

人生充满不确定，有些事也无法确定。例如，很多妻子都不确定自己的丈夫是否忠诚，想考验一下，但是经常会有这样一个结果，本来忠诚爱你的丈夫发现你在考验他以后就不爱你了。不确定不可怕，可怕的是我们不敢面对不确定。虽然人生无常，焦虑也往往来自无常，但我们有权让自己活得有尊严，有权去创造自己的幸福人生，而不是唉声叹气或漫无目标地活着。生与死不足为惜，好好把握和珍惜现在拥有的，就是赋予生命最大的意义。

> 人生充满着不确定，好好把握和珍惜现在拥有的，就是赋予生命最大的意义。

（八）养成良好的生活习惯

良好的生活习惯和生活方式是我们健康身体的基本条件，是我们精力充沛、激情勃发投入工作的基本保障，是我们保持身心健康的基本要求。良好的生活习惯需要我们自觉地、有意识地、有目的地培养和恒久地坚持，使

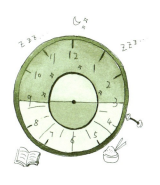

之成为我们生活中的一种自然习惯。现代生活、工作、学习的快节奏，使我们精神压力过大，经常加班加点又使我们体力难支，这些精力和体力的透支，挤走的是我们的睡眠和休息时间。然而任何的生命活动都有其内在节律，如果长时间节律紊乱，如经常不吃早餐、长期睡眠不足等，就会使生物钟受到干扰，生理功能就会出现状况，进而导致神经系统功能失调、体内激素分泌紊乱、基础代谢紊乱、免疫功能紊乱等，倦怠和疾病便乘虚而入。因此，如果我们想拥有健康的身体，并且精力充沛、活力四射，就要养成良好的生活习惯，合理安排作息时间，做到劳逸结合、张弛有度。

同时，我们可以按照正常机体所需的营养成分和含量及自己的口味偏好合理安排和搭配日常膳食，做到营养均衡；

荤素搭配、粗细搭配；定时定量、少食多餐；细嚼慢咽、规律进食；早餐吃好，午餐吃饱，晚餐吃少。坚持这些理念并逐渐使之成为一种生理需求和习惯，以确保身体的健康状态。饮食健康合理强调的是"没有不好的食物，只有不合理的膳食"，丰富多彩的食物不仅能满足我们的营养需要，还可以使我们享受美食，享受健康。

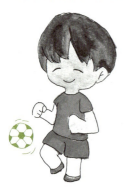

我们还应该保证每天适量的运动，让它成为生活的一部分。适量运动是指运动者根据个人的身体状况、场地、器材和气候条件，选择适合的运动项目，使运动负荷不超过人体的承受能力，在运动后感觉舒服，不会造成过度疲劳或者气喘。

运动可以消除一些导致焦虑的化学物质，使精神放松，心情愉悦。当你感到焦虑时，可以尝试跑步、打球或者游泳等，这些活动不仅能锻炼身体，还能有效缓解焦虑情绪，使你有更充沛的精力去做重要的事。适度的体育锻炼有利于机体分泌更多的多巴胺和去甲肾上腺素，保持心情愉悦，改善大脑功能及大脑营养，稳定情绪，保证精力充沛。

适量运动有六大好处：①促进血液循环，改善大脑营养，有助于保持精力和稳定情绪。②使心肌发达，收缩有力，增强心脏功能。③加强膈肌和腹肌的力量，促进肠胃蠕动，利于消化吸收。④促进和改善脏腑自身的血液循环，利于脏腑的生理功能。⑤提高机体免疫功能，保持旺盛的生命力。⑥增强肌肉关节活力，保持动作轻巧，反应敏捷。

总之，拥有良好的生活方式有利于心身健康，使人更可能拥有良好的心态，享受美好的人生。

良好的生活习惯和健康的生活方式是心身健康的基本保证。

（九）管理好愤怒情绪

人不可能永远处在正性情绪之中，生活中有挫折、有烦恼，也会有负性情绪，但负性情绪也有积极的作用。愤怒是一种正常的、有时还能够起到正性作用的情绪。愤怒具有强大的心理能量，用之不当，伤人害己；使之升华，则会变为成就人生的强大动力。

汉初三杰之一的韩信就是将羞辱、愤怒升华为人生强大动力的典范。韩信年幼时，父母双亡，常常食不果腹、靠施舍过日，有时还会遭受他人欺侮。一次，有一个屠夫当众羞辱韩信，韩信自知不敌，于是当着许多围观人的面，从屠夫的裤裆下钻了过去。面对这样的羞辱，韩信将愤怒化为隐忍，并升华为动力，不断提升自己，最后成为了中国西汉历史上杰出的军事家。

一个心理成熟的人，不是没有负面情绪的人，而是善于管理自己情绪的人。中医认为"气大伤肝"，肝失疏泄、气机阻滞，造成气滞血瘀。有些人没有管理好自己的脾气，动不动就发火，结果刺痛别人的同时也伤害了自己。

愤怒情绪管理不好会带来很多危害。当一个人的狂怒或暴脾气成为常态，就会对其在家庭、学校或单位的生活产生负面影响。过度的愤怒会让一个人失去工作、友谊或者亲人。愤怒还会引起诸如过度紧张、高血压等生理问题。愤怒是猝死的重要原因。研究显示，愤怒2小时内室性心律失常的风险明显升高，犯心脏病和脑卒中的风险是平常的3~5倍，而这些都是引起猝死的重要原因！情绪会通过下丘脑垂体系统影响内分泌和免疫系统，从而改变肿瘤发生发展的进程。经常的愤怒情绪使肿瘤有机可乘。愤怒会引起交感神经兴奋，导致大量肾上腺素和去甲肾上腺素释放，并直接作用于心脏和血管，引起心跳加速、心肌收缩力增强、血管收缩、血压升高，还可能使胃肠中的血流量减少，胃肠蠕动减慢，食欲变差，严重时还会引起胃溃疡，导致胃痛等消化系统疾病。持续压力会促进下丘脑促甲状腺素释放激素及垂体促甲状腺素分泌，甲状腺激素大量分泌，诱发甲亢。

愤怒常常会使我们失控，做出伤人伤己的事情。愤怒时，一点小事就能让人暴跳如雷。这时，有些人可能意气用事，或说出再也收不回的话。面对愤怒，不管是强制压抑还是随便宣泄，都有可能损害我们的健康以及人际关系。面对愤怒，我们要做的不是压抑愤怒，而是找到引发自己愤怒的情绪，从而消除愤怒带来的消极影响。

愤怒是可以管理的。**首先是觉察愤怒**。对自己的情绪要有所觉察。当觉察到自己的愤怒时，可以拿起纸笔或打开录音,把感受记录下来,也可以思考一下为什么自己要愤怒。通过这样一写一说一想,坦陈愤怒的缘由,就足以起到疏泄的作用,愤怒的强度就会大大减弱。**其次是从对抗中抽身。**人在气头上的时候,最好的办法就是从对抗中抽身,这种策略在伴侣之间的吵架比较常用,双方适当暂停休息,直到有一个人冷静下来。情绪可以引起一系列的生理反应,通过调整生理功能也能够很好地调整我们的情绪,缓慢、深沉地呼吸,可以让自己从愤怒的漩涡中平静下来。闭上眼睛,从一数到十,再回到现实,愤怒的强度就会大大减弱。**再次是适度表达和宣泄。**在愤怒管理出了问题以后,很多人会进入"被动攻击"模式。但是,怒火不能压抑在心,否则可能会导致大爆发。当感觉操劳过度、孤立无援或得不到应有的认可时,请试着用平静、坚决的方式,把感受说给人听。有些愤怒可能不适合表达,这时可以进行适度的宣泄。跑步、搏击、跳绳、打沙袋、体能训练都有助于调节血压、情绪和压力水平,帮助释放多余的紧张和愤怒。**不要怀愤在心。**研究发现,对某人心怀愤怒时,血压会升高,心率也会加快,而原谅了此人以后,即便只是心里原谅,他们的血压和心率就会降低。其实,恨人也是要花力气的。相较于那些认为无力改变自己处境的人,那些相信自己行为可以对致怒情境有所改善的人更加不容易生气。如果愤怒情绪严重影响生活、工作,请**及时向专业人士求助,**在心理咨询师的帮助下找到使你总是感到愤怒的源头,有针对性地解决问题,更好地享受当下的生活。

愤怒具有强大的心理能量，用之不当，伤人害己；使之升华，则会变为成就人生的强大动力。

（十）积极地自我暗示

自我暗示是指给予自己有意识、有目的的刺激。它是通过语言、动作等方式，对自己的知觉、思维、想象、情感、意志、动机等方面的心理状态产生某种刺激影响的过程。它是思想意识与外部行动之间的沟通媒介。

自我暗示有积极与消极之分，并且两种暗示会产生两种截然不同的结果。例如，你清晨对着镜子梳洗打扮时，如果看到自己的脸色很好，就会感到心情舒畅，这就是一种积极的暗示。如果你看到自己脸色不好，眼皮浮肿，你担心自己是不是肾脏有问题，于是你可能会感觉腰有点儿痛，这就是一种消极暗示。不同的暗示会导致不同的选择、情绪和行为，而不同的选择、情绪和行为必然导致不同的命运和结果。

我们可以选择正向的、积极的词语，选择那些对自己完全合适的肯定，创造出一种相信的感觉，给自己以强有力的自我暗示。如"我能行""我一定能够成功""我看好我自己""我心情愉快"等，语句简洁有力，不要含糊、脱离实际。积极的自我暗示可以增加自信，减轻焦虑。我们可以定时进行自我暗示训练，从而养成习惯。暗示的最佳时间一般可以选择在早晨醒后或晚上睡前，可以躺在床上，每次花几分钟，身体放松，进行自我对话，描述自己的优势与能力，想象成功的情景。

当然改变不是一次暗示就能发生的，要坚持对自己进行积极暗示。美国心理学家威廉斯说过："无论什么见解、计划、目的，只要以强烈的信念和期待进行多次反复思考，那它必然会植根于潜意识中，成为积极行动的源泉。"

虽然过度的焦虑会使人丧失自信心，干扰思维活动的正常进行，并且影响身体健康，严重时可导致心理变态，但适度的焦虑可以唤起人的注意，活跃思维，有助于解决问题。因此，当我们有些焦虑的时候，要想到焦虑的积极意义，避免为了焦虑而焦虑。当我们竭尽所能但结果却仍不满意时，记得告诉自己：那一定是老天爷另有安排，相信一切都是最好的安排。这里也有一个神话故事与大家分享。

从前有个国王经常与宰相一起打猎。一次打猎，国王的小指被花豹咬掉一截。国王非常郁闷，谁知宰相却说："一切都是最好的安排！"国王非常愤怒，将宰相关入监狱。一个月后，国王独自出游，被一队土著人五花大绑押回部落祭奠满月女神。正当国王绝望之时，一个祭司突然发现国王的小指是残缺的，不适合祭品满月女神，于是土著人将国王放了。国王回宫后立即叫人释放宰相，国王对宰相说："你说得对，一切都是最好的安排！如果不是被花豹咬一口，我就没命了，可是你却在监狱里蹲了一个月，你又怎么说呢？"宰相慢条斯理地说："如果不是这样，我不就成了土著人的祭祀品了吗？一切都是最好的安排！"

一切都是最好的安排!

八、抗焦虑生活及心智习惯清单

幸福的首要条件是健康。人们的生活方式和行为对健康有着十分重要的影响。医学泰斗吴阶平院士在长期实践中总结出一条健康长寿的至理名言:"有意识地培养有利于健康的好习惯,下决心戒除不健康的坏习惯,这是最好、最有效的养生之道。"培养良好的抗焦虑的生活及心智习惯需要做到以下几方面:①早餐进食含酪氨酸较高的食物。②减少进食"非天然的加工食物"。③每天至少吃两种不同的水果及三种蔬菜。④压力大时每天更要多饮白开水。⑤晚餐进食含色氨酸较高的食物。⑥每天做15分钟正念呼吸练习。⑦每天做30~60分钟运动。⑧每天睡6~8小时。⑨改善人际关系。⑩与别人分享自己的感受。⑪学习时间管理。⑫训练合理化思维。⑬提升解决问题的能力。⑭学习压力管理。

用Checklist方法提升执行力,刻意练习,终生执行。

第三章
抑郁防治

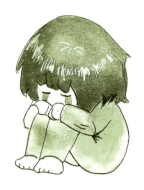

抑郁是一种复合型的负面情绪，它是由情绪低落、冷漠、悲观、失望等情绪构成的。抑郁是让人感到不愉快的一种心境体验，抑郁心境指的是在较长一段时间内，抑郁情绪占优势地位的一种心理状态。

据世界卫生组织报告，到 2030 年，抑郁症在全球疾病总负担中将升至第一位。中国一项全国性的关于精神障碍横断面流行病学调查纳入了中国 31 个省 157 个代表性人口疾病监测点，共调查了 32 552 人。调查结果显示，抑郁障碍和焦虑障碍是中国最常见的精神障碍，抑郁障碍的加权终生患病率高达 6.8%，加权 12 个月患病率为 3.6%。终生患病率指截至调查时间点已患病人数与被调查总人数的百分比。已患病人数指正在患病人数与以前患病现已痊愈的人数之和。抑郁症是精神科自杀率最高的疾病。与高发病率形成鲜明反差的是，前往精神病院就医的实际就诊率不足 1/3。目前全国地市级以上医院对抑郁症的识别率不到 20%，而在现有的抑郁症患者中，只有不到 10% 的人接受了相关药物治疗。

一、非病理性抑郁情绪

有适当原因和反应适度的抑郁情绪是一种很常见的情感成分，人人均可出现，当人们遇到精神压力、生活挫折、痛苦境遇、生老病死、天灾人祸等情况时，很可能会产生抑郁情绪。正常人的抑郁情绪一般持续时间不长，呈一过性，随着现实环境、处境的变化和生活事件的时间迁延而变化和消失，抑郁程度一般轻微不严重，仍有人际交往的能力及愿望，这种情况称为"非病理性抑郁情绪"。负性情绪也有积极意义，因此，保护好负性情绪非常重要。从生物学的角度来看，正性情绪帮助我们靠近对生存有利的资源，比如爸爸妈妈、好的食物、玩具；负性情绪则帮助我们远离危险，比如陌生人、滚烫的食物、黑暗等。所以，正性情绪有利于我们的发展，而负性情绪保障我们的生存安全。

对于负性情绪的处理，大多数母亲在孩子出生的最初一年里，都做得非常好。当孩子哭闹时，母亲不是制止孩子哭，而是检查孩子是否饿了、冷了、尿了、受伤了。所有疑点都排除后，如果孩子还是不停地哭，母亲就会送孩子上医院。负性情绪提示我们，人正处在不良状态中或者很不适应当时的环境。一位家长曾经向治疗师求助："我6岁的女儿怕黑，不肯自己待在房间里，怎么办？"治疗师的回答颠覆了人们的理念："你的女儿很敏感，她很懂得保护自己。"然后，他竖起大拇指，对女孩子说："你很棒！"本来缩在沙发上、紧张不安的小女孩，脸色立即明朗起来。

保护好我们的负性情绪！

二、病理性抑郁

病理性抑郁也称抑郁障碍，是一类以抑郁心境为主要特点的心境障碍，包括重性抑郁障碍、心境恶劣障碍、破坏性情绪失调障碍、季节性情绪失调等。它们的共同表现为：显著而持久的心境低落，临床可见心境低落与其处境不相称，患者缺乏自信，感到身体能量明显降低，无法在任何有趣的活动中体会到快乐。情绪消沉可以从闷闷不乐到自卑抑郁、悲痛欲绝、悲观厌世，甚至发生木僵，严重者可有自杀企图或行为。抑郁障碍还会造成患者的躯体功能失调，如睡眠紊乱或食欲减退。有些患者可出现幻觉、妄想等精神病性症状。部分患者有明显的焦虑和运动性激越。抑郁障碍患者不会出现躁狂发作、轻躁狂发作。

病理性抑郁与非病理性抑郁情绪存在以下不同。

区别非病理性抑郁情绪与病理性抑郁，可以从以下几个方面进行：

第一，有无现实原因。非病理性抑郁情绪是对现实问题的适度反应。而病理性抑郁通常无缘无故地产生，缺乏客观精神应激条件，或者虽有不良精神刺激因素，但是情绪反应过度。

第二，持续时间。一般人的情绪变化有一定的时限性，通常是短暂性的，人们通过自我调适可以缓解；而抑郁症的症状常持续存在，难以自行缓解，如果未及时治疗，症状还可能逐渐加重恶化。一般来说，抑郁症症状往往超过 2 周或更长时间。

第三，严重程度。前者程度较轻，后者程度严重，并且影响患者的工作、学习和生活，影响其社会功能的发挥，严重者还会出现消极想法或自伤自杀行为。

第四，症状。抑郁症往往伴有明显的躯体症状，如失眠或睡眠过多、体重下降或增加、食欲下降或增强等，全身多处出现难以描述的功能性不适。

第五，病程及变化规律。典型抑郁症症状有节律性特征，表现为晨重暮轻的变化规律。许多患者常说，每天早晨起床后心情特别低落，甚至痛苦不堪，觉得人生无意义，出现消极意念。下午 3、4 点以后，患者的心境逐渐好转，到了傍晚，心境似乎趋于平稳。次晨又陷入病态忧郁的难熬时光。

第六，发作倾向及家族史。抑郁症可反复发作，每次发作的基本症状大致相似，有既往史可供印证。此外，抑郁症患者的亲属中常有患精神障碍或类似的情感障碍者。

抑郁症是一种病，常常需要进行心理行为和药物等综合治疗。

三、抑郁相关脑部结构

正电子发射断层显像和功能性磁共振技术等电子成像技术的发展，促进了对抑郁症患者脑部结构和功能缺陷的认

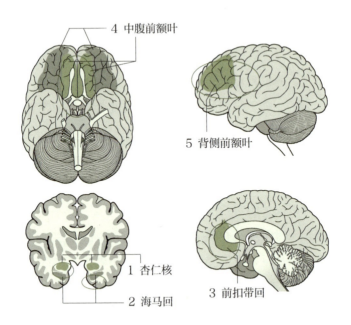

识,推动了抑郁症神经通路假说的提出。精神疾病会影响信号在边缘-皮质-纹状体-苍白球-丘脑通路的传递,该通路连接内侧前额叶皮质(medial prefrontal cortex,MPFC)、边缘结构、腹侧纹状体、苍白球、丘脑和脑干等部位,能够维持情绪的稳定,控制对刺激的反应,并能调节信号传递、自主神经活动和神经内分泌功能,相关脑区的功能紊乱在抑郁症的发病中扮演重要角色。

目前,研究最多的抑郁症相关脑部结构是前额叶皮质(prefrontal cortex,PFC)、边缘系统和海马。

(一)前额叶皮质

前额叶皮质(PFC)位于运动前区和初级运动区之前,

占脑容量的 40%～50%。PFC 各个结构之间联系密切，与脑部其他区域如脑干、下丘脑、海马和杏仁核均存在神经纤维投射。PFC 能调节包括社会认知和自我认知在内的神经活动，并能综合考虑复杂的感觉、运动、情感信息，作出决策。PFC 分为三个主要部分：内侧前额叶（medial prefrontal cortex，MPFC）、外侧前额叶（lateral prefrontal cortex，LPFC）和眶额叶皮质（orbitofrontal cortex，OFC）。

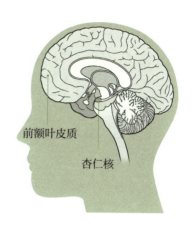

1. 内侧前额叶

内侧前额叶包括腹内侧前额叶（ventromedial PFC，vmPFC）及背内侧前额叶（dorsalmedial PFC，dmPFC）两

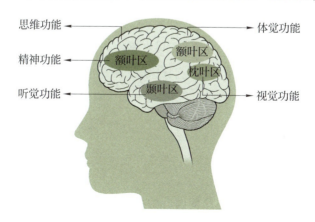

部分。上述区域的功能紊乱会破坏内脏的自主活动和脑部的神经内分泌反应。在抑郁症患者中,高活性的腹内侧前额叶会导致与自我反思有关的负性情绪如羞愧、负罪感、难为情等增强,从而促进抑郁的发生。双侧腹内侧前额叶损伤的患者与自我认知相关的情绪减少,但对疲倦和食欲不振等躯体反应没有影响。

抑郁症患者常常呈现 PFC 体积减小,减小程度与疾病的严重性、持续时间和治疗时间有关,重度抑郁症(major depressive disorder,MDD)和双相抑郁症(bipolar depression,BD)患者前扣带皮质体积会出现明显异常,膝下部前扣带皮质体积在有 MDD 家族史的年轻人脑内减小,甚至只在有家族史的精神疾病患者脑内减小。

2. 外侧前额叶

外侧前额叶包括背外侧前额叶(dorsolateral prefrontal cortex,DLPFC)、腹外侧前额叶(ventrolateral prefrontal cortex,VLPFC)及尾部前额叶皮质(caudal prefrontal cortex,CPFC)。背外侧前额叶在脑部的"执行"功能中扮演重要角色,参与情绪认知、目标达成、抽象推理、注意力控制及记忆存储等过程,并可根据情绪调节内脏自主反应。与 VMPFC 功能相反,DLPFC 可抑制负面情绪,从而抵抗抑郁症的影响。

3. 眶额叶皮质

眶额叶皮质和内侧前额叶协同作用,整合传入的信息,参与愉悦感的体验、奖赏的预期加工及主观的决策过程。另外,眶额叶皮质也能根据情绪调节内脏的自主活动。眶额叶皮质位于额叶的腹侧面,神经元能够通过激励或者反馈的方式整合多种来源的刺激,是情感反馈和奖赏评估环路的组成部分。眶额叶皮质参与主观决策的制定过程。

抑郁症患者易出现负性认知的加工偏向,外部刺激容易被加工为负面信息,如对负面信息的记忆加强、对负性词汇的反应更快、更关注伤心的表情及更倾向于从负面角度理解模糊词语。这一信息加工过程与眶侧神经网络有关。研究发现,抑郁症易感人群眶额叶皮质的功能紊乱者较多,而眶额叶皮质损伤后也易出现抑郁症状。

(二) 边缘系统

边缘系统是指高等脊椎动物中枢神经系统中由古皮层、旧皮层演化成的大脑组织以及和这些组织有密切联系的神经

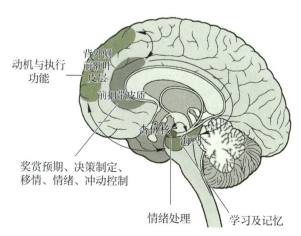

结构和核团的总称。通过与下丘脑及自主神经系统的联系，边缘系统参与调节本能和情感行为，其作用是自身生存和物种延续。

1. 杏仁核

杏仁核负责招募和协调对刺激的皮质唤醒及神经内分泌反应，同时也参与情感的学习和记忆。

杏仁核的糖代谢异常对抑郁症亚型具有选择性，在左侧杏仁核，静止态的糖代谢水平在双相情感障碍、纯家族性抑郁症及抑郁质抑郁症中异常升高，而在其他抑郁症类型中未出现。在暴露于悲伤的词语、悲伤的面孔及恐惧的面孔时，重度抑郁症患者均出现过度的血液动力学反应。接受抗抑郁药物治疗后，杏仁核在健康个体中出现明显的信息加工差异，对正性情绪图片更敏感。这说明杏仁核无意识地对内隐性信息加工发挥了作用。

2. 海马区

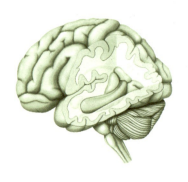

海马区由海马、齿状回、下托、束状回和胼胝体上回（又称灰被）组成，从室间孔处延至侧脑室下角顶部。

海马区与抑郁症的关系是脑部结构中研究得最为广泛的，主要有以下几个原因：

(1) 海马在学习和记忆中发挥基本作用,其代谢紊乱会导致情境依赖的情绪反应。

(2) 海马富含糖皮质激素受体(glucocorticoid receptor, GR)。糖皮质激素通过一系列轴突对下丘脑-垂体-肾上腺轴(hypothalamic-pituitary-adrenal, HPA)有抑制性反馈作用。HPA 在解剖上和生理上与下丘脑紧密连接。此外,糖皮质激素也能调节树突的数量和分支程度。

(3) 在海马区齿状回的颗粒下层和嗅球仍有新神经元的生长,具有很高的神经可塑性,该可塑性与空间学习及记忆有关。5-羟色胺对海马区的神经元起保护作用。临床上,海马区的体积与抑郁症相关。多次发作的抑郁症患者海马区体积减小。

3. 中脑边缘系统

中脑边缘系统的多巴胺(dopamine,DA)信号通路由

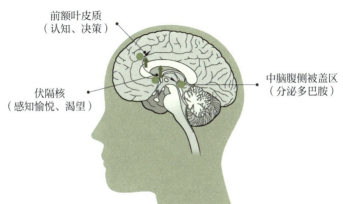

奖励系统
前额叶皮质(认知、决策)
伏隔核(感知愉悦、渴望)
中脑腹侧被盖区(分泌多巴胺)

腹侧被盖区（ventral tegmental area，VTA）开始，终止于腹侧纹状体，与奖赏动机和强化学习有关，参与调节对饮食、性及药物滥用的反应。几乎所有的滥用药物都会增加伏隔核的多巴胺神经信号传递，阿片等药物也能通过非多巴胺依赖的机制，如直接激活伏隔核神经元的阿片受体产生奖赏效应。

4. 白质

白质异常被认为与缺血性血管病的病理发生有关，但在老年抑郁患者中也发现相关结构的异常。应用磁共振技术检查，发现白质信号在前额区域明显更高，与下降的额叶代谢和皮质凋亡相关。与情绪有关的神经解剖位点还有内侧丘脑、腹侧纹状体、苍白球和下丘脑，这些区域与内侧前额叶广泛连接，并与中脑、脑干的相关结构（如5-HT中缝核和肾上腺素蓝斑核）相互联系。

四、抑郁的危险因素

综合神经成像、神经病理及损伤分析的结果，除结构外，抑郁症患者在其他层面也发生了变化，如基因表达、受体活性、神经递质水平、生理活动等。抑郁症公认的危险因素有基因因素、压力因素、神经化学因素、HPA异常或功能紊乱、神经营养因素、性激素及代谢因素。上述因素主要通过影响基因的转录、翻译、神经递质水平、细胞内信号传递等导致短期和长期的神经功能和活动改变。

（一）基因

基因与环境相互作用的分子机制是一个重要的研究领域，因此表观遗传学应运而生。表观遗传学是指基于非基因序列改变所致基因表达水平的变化，包括 DNA 甲基化、组蛋白修饰、染色体重塑和非编码 RNA 调控等，主要通过对基因转录或翻译过程的调控，影响其功能和特性。表观遗传学的概念基于遗传学而来，不是单纯的外在环境导致的甲基化和乙酰基化改变，也不是简单的转录因子和 mRNA 等基因调控，它是由非 DNA 变异而改变表型的可遗传现象。环境通过影响基因的表达影响抑郁症。研究证明，环境通过影响染色体的结构和基因的转录导致基因表达的持续改变，使得患者长时间对外部压力敏感。抑郁症患者的脑组织和血细胞都存在和抑郁相关的表观遗传学改变。

（二）压力

适度的生理或心理压力能让个体趋利避害并促进目标达成。但是，过度压力则会导致精神类疾病出现。瞬间的压力对多巴胺系统产生短暂的抑制，腹侧被盖区中侧及黑质的多巴胺神经元放

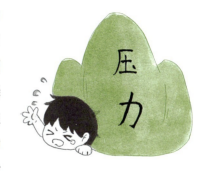

电受到抑制；长期的压力则会增加腹侧被盖区中侧-外侧神经元的活性，增加前额皮质和伏隔核的多巴胺水平；反复的压力会导致CA3区域树突凋亡，急性和慢性的压力都会抑制齿状回粒神经元的神经生成。随着社会竞争日益激烈，生活节奏加快，越来越多的人出现了抑郁，"白骨精"（白领、骨干、精英）中的抑郁症患者也不少，心理压力大是导致抑郁症不可忽视的主要原因之一。研究表明，孕晚期妇女感受到的压力越大，发生产前抑郁的可能性越高。

（三）下丘脑-垂体-肾上腺轴

压力会激活HPA，提高循环糖皮质激素水平，这个路径原本可以在应激反应的急性期给人体提供生理支持，但是反复地暴露于较大压力及糖皮质激素的较高水平会对包括大脑在内的很多器官造成损伤。抑郁症与HPA的活性异常、糖皮质激素水平的升高以及负反馈调节机制的破坏有关。HPA的功能缺陷在大约50%的抑郁症患者体内出现，抑郁症患者的HPA负反馈系统功能紊乱后，会产生更多的促肾上腺皮质激素释放激素，从而提升肾上腺皮质激素水平。肾上腺皮质激素中最重要的是以皮质醇为代表的糖皮质激素，因而进一步提升糖皮质激素水平。

（四）神经营养因子

海马区富含脑源性神经营养因子（brain-derived neurotrophic factor，BDNF）。BDNF在成人脑部的边缘结构有大量表达,在神经元生长、存活、成熟、树突的分支和突触的可塑性等方面都发挥重要作用。压力激活 N-甲基-D-天冬氨酸受体(NMDA 受体),抑制海马区 BDNF 合成,抗抑郁药物则会增加其在海马区和前额皮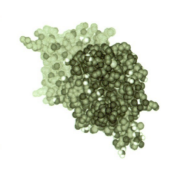质的合成和信号传导。压力会减少前额皮质和海马区 BDNF 的表达和功能,致使神经元萎缩,也会降低抑郁症患者血液中的 BDNF 水平。抗抑郁治疗能增加 BDNF 的表达。

(五) 性激素

女性患抑郁症的概率是男性的 2 倍。抑郁症与性激素的波动有关,尤其在青春期、月经周期、怀孕期间和绝经期,伴随激素水平的波动,女性更容易患抑郁症。雌激素影响神经递质的活性、神经元的生成和神经营养因子的表达,并影响胶质功能。雌激素对 5-羟色胺系统的调节有益于突触的生成和抗抑郁的效果。

在老年人和性腺功能减退的男性中,慢性情绪疾病的发病率较高,这一时期的个体易患认知和社交心理障碍。睾酮水平降低使患抑郁症的风险增加 5 倍,而性腺功能衰退未得到治疗则会使该风险增加 3 倍。

(六) 代谢

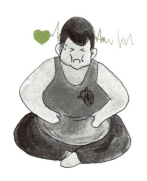

肥胖和糖尿病等代谢性紊乱者,其糖皮质激素和炎性细胞因子水平异常均和抑郁症有关。前额皮质内的神经通路参与肥胖和糖尿病的发病过程,后者的反馈调节与神经递质系统的破坏有关。能量代谢和抑郁症的信号通路存在交叉,尤其对生长因子信号通路而言,BDNF在能量代谢和细胞呼吸中都发挥关键作用。

高脂饮食诱导的糖尿病及胰岛素抵抗会导致皮质和边缘结构的神经元凋亡,减少突触的可塑性。

循环肽(包括来自脂肪组织的瘦素、脂联素和来自胃的饥饿素)可以影响饮食行为和能量稳态,也同样受压力调节。饮食、能量稳态、内分泌系统和神经内分泌系统同样受到肠道微生物的影响,失衡的脑肠轴会引起焦虑和抑郁。

抑郁症是一种复杂的疾病,有许多影响因素。对脑部结构和功能的最新扫描和研究表明,抗抑郁药可以发挥所谓的"神经营养作用",这意味着它们可以维持神经细胞,防止神经细胞死亡,并使其形成更强大的连接以抵抗生物压力。

(七) 皮质醇

皮质醇亦称氢化可的松,是从肾上腺皮质中提取的对糖类代谢具有最强作用的肾上腺皮质激素,属于糖皮质激素的一种。皮质醇是通过肾上腺皮质线粒体中的 11β-羟化酶作用,由 11-脱氧皮质醇生成。

压力状态下,身体需要皮质醇来维持正常生理功能;如果没有皮质醇,身体将无法对压力作出有效反应。若没有皮质醇,当狮子从灌木丛中向我们袭来时,我们就只能吓得目瞪口呆、动弹不得。然而,借由积极的皮质醇代谢,身体能够启动逃走或搏斗等应激反应。因为皮质醇分泌能促使氨基酸(来自肌肉)、葡萄糖(来自肝脏)及脂肪酸(来自脂肪组织)释放,这些物质被输送到血液里可以提供应激状态时机体所需能量。

皮质醇在调节情绪和健康、免疫细胞和炎症、血管和血压间联系,以及维护结缔组织(如骨骼、肌肉和皮肤)等方面具有重要的功效。正常情况下,身体能很好地控制皮质醇的分泌和调节血液中皮质醇含量。正常皮质醇代谢遵循这样一种生理节奏,即一个 24 小时的循环周期,皮质醇水平最高点在早晨 6～8 点,最低点在凌晨 0～2 点。通常人体血液皮质醇水平在上午 8～12 点骤然下跌,之后全天持续缓慢下降;凌晨 2 点左右开始由最低点再次回升。打破规律会使皮质醇水平在本该下降的时候升高。

那些承受重复压力的人,或者生活节奏紧张的人,或者正在节食的人,或者每晚睡眠少于 6～8 小时的人,都有可能长期处在压力状况下,从而使皮质醇水平长期偏高。这时皮质醇的负面效应开始显现为新陈代谢的变动:血糖升高、食欲增加、体重上升、性欲减退、极度疲劳，等等。皮质醇将较大的氨基酸分解成葡萄糖，亦会导致脑中一些重要的神经递质下降，同时更易损害脑内海马回及前额叶的神经元。

五、抑郁障碍的临床表现

抑郁障碍是一类以抑郁心境为主要特点的心境障碍，主要包括重性抑郁障碍、心境恶劣障碍、破坏性情绪失调障碍、季节性情绪失调等。它们的共同表现为：显著而持久的心境低落，临床可见心境低落与其处境不相称，患者缺乏自信，感到身体能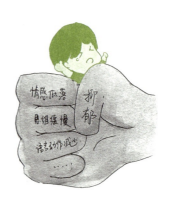量明显降低，无法在有趣的活动中体会到快乐。情绪消沉可以从闷闷不乐到自卑抑郁、悲痛欲绝、悲观厌世，甚至发生木僵，严重者可有自杀企图或行为。抑郁障碍还会造成患者的躯体功能失调，如睡眠紊乱或食欲减退。有些患者可出现幻觉、妄想等精神病性症状。抑郁障碍患者不会出现躁狂发作、轻躁狂发作。部分患者有明显的焦虑和运动性激越。

（一）重性抑郁障碍

重性抑郁障碍（major depressive disorder，MDD）可

表现为单次或反复多次抑郁发作，影响到 7% 的普通人群，女性与男性的比例为 2∶1，可以发生于任何年龄段，发作可呈突发性或渐进性。虽然 MDD 发作持续时间平均为 6~9 个月，但各个患者可能差别巨大，可以从几周到数年。MDD 的发生有一定的遗传基础，MDD 患者的一级亲属发生 MDD 的风险是普通人群的数倍。有些患者一生只有一次抑郁发作，有一半的患者可能复发，每次复发的症状很相似。有些患者有酗酒、自伤行为。自杀是 MDD 最严重的表现，有 65%~80% 的 MDD 患者会产生自杀念头，4% 的重性抑郁障碍患者有自杀行为。

根据发作次数可分为单次发作的抑郁障碍和复发性抑郁障碍，根据程度轻重可分为轻、中、重度抑郁障碍，根据是否伴有精神病性症状可分为伴和不伴精神病性症状抑郁障碍。每次发作大多数可以缓解，部分可有残留症状或转为慢性。抑郁的多次发作增加了自杀的可能性。

轻度抑郁障碍刚刚满足诊断标准，引起心理痛苦较小，对患者的工作、学习和社会功能影响较小，无精神病性症状。中度抑郁障碍患者症状较多，如难以集中注意力、无价值感、自责、无望、反复的自杀想法、疲劳、精神运动性激越或迟缓，工作、学习和社会功能损害明显，但在某些方面仍有功能。重度抑郁障碍的症状经常多于诊断标准的最低症状数，如难以集中注意力、无价值、自责、无望、反复的自杀想法、疲劳、精神运动性激越或迟缓，且大多数症状都达到显著的程度，患者工作、学习和社会功能严重受损。中度抑郁障碍和重度抑郁障碍可伴有精神病性症状。

MDD 患者在至少连续 2 周的时间都感觉不好，时间长者可达数年，主要包括以下症状。

1. 心境低落

MDD 患者的情绪节律为晨重暮轻，即早上的心情处于一天中的最低点，抑郁症状明显加重，下午或傍晚会逐渐好转。MDD 患者的核心症状是显著而持久的情绪低落、兴趣减退或丧失、快乐感减少或缺乏快乐感，这三条中至少满足一条。轻者闷闷不乐，重者痛不欲生、悲观绝望、度日如年、生不如死。在心境低落的基础上，患者会出现自我评价降低，常伴有自责自罪，产生无助感、无望感和无价值感，感到生活没有意义，甚至有自杀倾向。部分患者可出现妄想、幻觉。

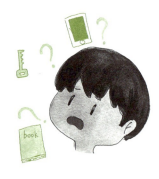

2. 思维迟缓

思维迟缓是一种抑制性的思维联想障碍。患者思维联想困难，表现为反应迟钝，思路闭塞，思考问题感到吃力，自觉"脑子像涂了一层糨糊""脑子好像生了锈的机器"。临床上可见主动言语减少、语速明显减慢、声音低沉、对答困难。

3. 意志活动减退

MDD患者的意志活动呈显著持久的抑制，主要临床表现为行动缓慢、生活被动、疏懒、不想做事、不愿和周围人接触交往。患者常独坐一旁或整日卧床、闭门独居、疏远亲友、回避社交，部分患者可能蓬头垢面、不修边幅，甚至发展为不语、不动、不食，称为"抑郁性木僵"，严重者常伴有消极自杀的观念或行为。

4. 认知功能损害

MDD患者常常存在认知功能损害，主要表现为记忆力下降，注意力无法集中，执行能力下降，做事犹豫不决，反应时间延长，警觉性增高，抽象思维能力差，学习困难，语言流畅性差，空间知觉、眼手协调及思维灵活性等能力减退。

5. 躯体症状

MDD患者的躯体症状主要有睡眠障碍、乏力、食欲减退、体重下降、便秘、疼痛、性欲减退、阳痿、月经紊乱等。躯体不适可涉及各脏器，如恶心、呕吐、心慌、胸闷气短、口干发苦、上腹胀感等。其自主神经功能紊乱，可表现为心悸、头痛、头晕、出汗等。病前躯体疾病的主诉通常加重。抑郁症者睡眠和清醒的节律也出现紊乱，睡眠障碍主要表现为容易早醒，一般比平时早醒2~3小时，醒后很难再次入睡。有的表现为入睡困难，睡眠不深，少数患者表现为睡眠过多。体重减轻与食欲减退不一定成比例，少数患者可出现食欲增强、体重增加。

值得注意的是，并不是所有的患者都能识别和精确描述他们的感受。来自不同文化背景的临床医生和患者可能很难就抑郁的问题达成一致认识。不同患者呈现出来的抑郁症状可能有很大的不同：有些人可能会哭泣，另一些人会微笑着否认有什么不对；有些人食量增大，睡眠增多，有些人主诉食欲下降和失眠。有些患者并不真正感觉抑郁；相反，他们体验到的是乐趣的丧失或对包括性在内的日常活动的兴趣减少。对诊断至关重要的是，该发作必须代表与患者正常功能水平相比的显著变化。如果患者本人因病情太重或过于麻木没有注意到这些变化，家人或朋友可能会报告这些变化。另外，儿童或青少年表现出来的症状更多是激惹而不是抑郁。

案例： 患者，女，28岁，因在卫生间将口鼻泡在水盆里被同事兼室友发现后送到心理门诊。据室友说，该患者三年前诊断过抑郁症并服药治疗，后情况稳定，停药一年。患者否认情绪低落，但近2~3周入睡困难且有早醒，比平时早醒2~3小时，食欲无明显下降但体重下降5~6kg。室友说她最近2~3周比较懒散，以前每天要跑步现在不跑了，以前每天都要洗澡现在好多天都不洗澡，跟她说的事总是记不住，工作上也总是走神。患者没有躁狂和轻躁狂的症状，无幻觉、妄想症状，无酗酒行为。针对该患者的情况，医生诊断重度抑郁症。建议如下：①助眠药及抗抑郁药治疗。②规律的体育锻炼，每周 4 次以上，每次 40～60 分钟，锻炼时要出汗。③每天喝 2 000～2 500 mL 白开水。④寻求心理咨询与治疗。1 个月后复诊时患者主诉症状明显好转，入睡好，无早醒，体重增加 3 kg，已恢复每天跑步，每天喝白开水 2 000 mL，按照医嘱服药，请求预约心理咨询。

（二）持续性抑郁障碍

持续性抑郁障碍（persistent depressive disorder）也被称作恶劣心境障碍（dysthymic disorder）、心境恶劣、慢性抑郁，这类患者与重性抑郁有很多相同的症状，包括情绪低落、疲劳、无望、难以集中注意力以及食欲和睡眠的问题，但不符合重性抑郁的诊断标准且症状较轻，持续时间较长，大于 2 年。终其一生，有 6% 的成年人会患持续性抑郁障碍，女性患病率是男性的 2 倍。虽然其可以发生于任何年龄，但多数发病年龄较小。因为持续性抑郁障碍对各项功能影响小，以致患者长期得不到治疗，直到症状加重到可以诊断 MDD，这是许多持续性抑郁障碍患者的结局。

案例： 患者，女，18 岁，大一新生。因"心情差、感孤独 2 年"来院就诊。患者自小性格内向，朋友很少，在外人面前言行拘谨，但在家表现正常。3 年前中考考入当地的重点高中，觉得学习压力大、听不进去课，高一下学期开学后提出不想去学校，断断续续请假，没有参加高一期末考试。分科后转入文科班，情绪一直不太稳定，常感觉心情不好。当心情不好时无法集中注意力学习，连玩手机、看电视也觉得没有意思，常常哭泣，向父母哭诉说自己觉得很"空虚"。患者怕与陌生人交往讲话，尤其是当自己心情不好时，会觉得特别心烦。有时烦到连父母的话也不想听，但自己情绪稍好转后又会跟父母道歉，觉得自己对不起父母。其父母说患者的情绪"瞬息万变"，在家时不想出门，不想洗漱、做家务、运动，只觉得躺着舒服。高中 3 年期间，断断续续去学校学习，高考考入一所二本院校。

详细问诊后，初步诊断为"持续性抑郁障碍"，给予抗抑郁药物治疗联合心理治疗。针对患者对建立新的人际关系极度害怕的问题，运用人际关系疗法帮助其找到曾经体验过的人际关系破裂所留下的创伤，帮助她认清自己在人际关系中的问题，锻炼其社交技能，并及时给予肯定，以促进其社会功能的发展。在生活中，通过行为激活疗法，为患者安排愉悦感和掌控感较高的活动，让患者记录活动日志，更好地监控其健康行为，减少引起抑郁情绪的不健康行为。同时，通过长期不懈的支持性心理治疗，发挥家庭的积极功能，慢慢引导孩子从恶劣心境中走出来。让家长用爱、陪伴和抱持把孩子冰冷的心"温暖"，慢慢创造条件，引领孩子走向她自己的世界。经过综合治疗，患者的症状逐渐缓解。

抱持是英国心理学家温尼科特提出的，是指母亲能满足婴儿早期的各种生理需要。其实不单单是母亲一个人，父亲也同样扮演着重要角色。不同阶段的孩子有不同的表现和心理需求。

婴儿期的抱持是：在吃饱喝足清洁干爽之余，常有人陪玩，有时也要独自躺在那里看看光影"嗯嗯啊啊"、抓手挠头踢踢脚。幼儿期的抱持是：凡够得着的东西都可以摸，凡到得了的地方都可以去，大人在我后面跟着就好。摔倒碰疼了有人抚慰，大人千万不要大惊小怪吓着自己；哭的时候有人抱抱拍拍，大人可不要一见哭就咬牙切齿横眉冷对。儿童期的抱持是：有很多念头冒出来，开始尝试自己去做一些事情，可以做错事、说错话。如果因为做了什么事让大人很不舒服，请告诉孩子大人的感受。少年期的抱持是：可以常常去找好朋友，心里想的都可以说出来——尽管有些想法会把大人吓一跳。如果孩子说出想法和感觉只会招来大人的批评和劝告，那以后孩子就悄悄去做，再不跟大人讲了。孩子可以决定自己要做什么或者不做什么，当然，愿意的时候也可以听听大人想说些什么。青少年期的抱持是：可以有自己的理想和计划，而且可以尝试去实现它们。父母可能会担心，但他们只会说出担心，而不会禁止孩子去做。如果实现不了，孩子可以向父母倾诉自己的烦恼和难受。难受过去后，如果父母不批评嫌弃的话，孩子会很希望听听他们的想法和经验。

父母们可以根据科学的心理知识结合自己小孩本身的

实际情况,对孩子进行教育和引导。根据孩子的内心诉求来选择对待他们的正确方式,避免给孩子幼小的心灵带来伤害。

(三) 破坏性情绪失调障碍

破坏性情绪失调障碍(disruptive mood dysregulation disorder,DMDD)提示极端的童年。虽然大多数孩子会互相打斗,但是 DMDD 扩大了打斗的范围和强度。对轻微的不满如喜欢的衣服被洗了,患者就会大发脾气,尖叫或攻击某人或某物。脾气爆发时他们可能会威胁兄弟姐妹及父母,甚至向亲人大打出手。有些还会拒绝完成家务活、家庭作业甚至基本的个人卫生行为。这种情况几乎每隔几天发生一次。这些行为显然不符合患者的年龄和发育阶段。在爆发间歇,

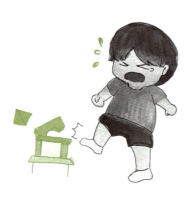

孩子也是持续处于一种负面情绪状态,如处于抑郁、愤怒、暴躁或悲伤的状态。持续时间 1 年以上,症状缺如时间不超过 3 个月,开始于 10 岁前,诊断只针对 6~17 岁的患者,男孩发生率高于女孩。

案例: 患者,男,11 岁,小学五年级学生。因"控制不住发脾气、情绪暴躁 1 年余"由父母陪伴来心理门诊就诊。最

近 1 年多，他在学校、家里经常发脾气。在学校，有时候可能因为同学一句玩笑话就动手打人，有时候无缘无故发脾气，跟同学相处不好，很多孩子都不愿意和他玩，他因此非常伤心。在家时，来访者会因为一些小事比如父母未将饭盒洗干净而发脾气，在家会乱摔东西甚至动手打父母。有一天早上，妈妈催促来访者起床上学，他就特别生气并且打了妈妈胳膊一拳。来访者说每次事后自己也很后悔，但就是控制不住发脾气，所以自己也很痛苦，心理痛苦评分 6 分。

医生诊断来访者为"破坏性情绪失调障碍"，并进行了相应的治疗。首先，向患者父母解释了孩子的情况；其次，强调家庭、家庭成员之间的关系以及家庭成员之间的互动模式对孩子情绪行为的影响，建议孩子和父母以及经常陪伴孩子的外婆一起进行家庭治疗。同时，父母与学校老师加强沟通，帮助患者建立和同伴之间的关系。经过治疗，患者的症状有所改善。

（四）经前期情绪障碍

月经前几天，患者会经历很多与重性抑郁相同的症状，包括情绪低落、兴趣下降、失控感、疲劳、无望、难以集中注意力以及食欲和睡眠问题。月经几天后一切恢复正常。经前期情绪障碍（premenstrual dysphoric disorder，PDD）多始发于青春期，在不同程度上影响到 20% 的育龄妇女，其中 7% 的女性症状较严重。有些患者可能没有意识到她们的愤怒和其他负性情绪对周围人群的影响，有些患者有严重的抑郁，约 15% 企图自杀。典型的 PDD 患者直到 30 岁或更大的年龄才接受治疗，年长者通常症状更严重。在严重诊断不足的精神疾病中，这种情况占比较高。PDD 的危险因素包括肥胖、压力和创伤，也有遗传因素的影响，常与焦虑障碍与其他情绪障碍共病。

案例： 患者，女，20 岁，在校大学生，成绩优异。因"间歇性情绪低落、烦躁、少语、兴趣减少 1 年"来心理科就诊。1 年前，患者月经前 1 周无明显诱因首次出现情绪低落、思考问题困难、厌学、烦躁易怒、哭泣、兴趣下降、少语、不想动。自诉内心感觉难以名状，食欲差，早上基本不吃早餐，晚睡，每天凌晨 1 点以后上床，且入睡困难、易惊醒、早醒。该症状持续 1 周左右，月经来潮后缓解。此次之后，近一年患者多次月经前 1 周左右出现上述症状并在月经来潮后缓解。心理痛苦评分 7 分。患者 13 岁初潮，平素月经正常，偶有痛经。考虑患者情绪症状与月经周期联系密切且排除其他问题，医生诊断为"经前期情绪障碍"。

医生对该患者进行了药物治疗、心理治疗并建议调整生活方式。医生告诉患者在月经来临前 14 天开始服用抗抑郁药直至经期第一天，同时也为患者开具镇静催眠药必要时服用。服药治疗持续了半年时间。另外，患者也进行了心理咨询与治疗，通过支持性治疗、认知行为疗法患者学会了如何更好地应对压力、学会了正念呼吸训练、渐进式肌肉放松技巧并坚持每天练习。患者每月记录月经时间、症状类型、严重程度、持续时间等数据，便于直观了解症状的变化以及治疗效果。另外，医生建议患者规律作息，按时早餐，晚上11点前睡觉，增加日常运动，每天40~60分钟中等强度有氧运动。患者依从性良好，通过上述综合治疗，情绪变得平和，睡眠食欲改善，社交活动增加。

（五）其他特定抑郁障碍

1. 复发性短暂抑郁

每个月持续2~13天，连续1年以上。患者情绪低落且至少还有其他4个与月经周期无关的抑郁症状。

2. 短期抑郁发作

除了发作时间只有4~13天外，其他均符合重性抑郁障碍的诊断标准。

3. 伴有症状不足的抑郁发作

除了症状数量较少外，其他均符合重性抑郁的诊断标准。

六、基于 SABC 模式的抑郁防治措施

研究显示，心理障碍大多源于经验导致的不良大脑回路，通过改变认知及行为，大脑回路终生都可以被重塑，这是抑郁得以治疗的前提。基于 SABC 模式的系统干预正是从压力处境（stress-induced situation, S）、情感反应（affective reaction, A）、身体反应（bodily reaction, B）和认知反应（cognitive reaction, C）这四个环节出发，将认知行为疗法融入其中，通过引入适于个体的持久认知和行为改变来重塑大脑回路，帮助患者改善情绪及身体状况，修正错误认知，提升行为技巧，从而达到减轻抑郁的效果。

（一）如何改善压力处境

1. 让积极的人围绕在你的身边

如果你与某些人相处较长时间，你就会通过某些方式同他们产生联结，他们的情绪与思想就会对你的深层边缘系统产生直接影响。

假设你和某人共进晚餐，半小时后，你开始觉得自己的心情莫名其妙变得糟糕，你突然之间想起来，每次和这个人吃饭时都会有同样的感觉，这表示你不是在幻想，而是你的情绪状态的确受到他的影响。因此，尽量减少与那些给你带来消极影响的人交往。

当然，如果你是一个积极的人，你的影响力足够大，你

也可以带动一些消极的人变得积极。

保护好你的边缘系统，多与积极的人在一起。

2. 建立良好的亲密关系

《美国医学协会期刊》1997年宣布的一项研究成果显示，能感受到父母关爱的青少年，其怀孕、滥用药物、暴力或自杀的比率都明显较低。父母和孩子之间的亲情联结非常重要，其重要性远远超过与这些问题有关的其他传统因素。青少年感觉与父母之间联系（即边缘联结）的紧密程度是最重要的决定因素，决定他们是否有危险的性行为、吸毒、暴力和自杀等不正常行为。

有些父母总是抱怨子女太忙、没有时间或者不愿陪伴自己。建议父母直接把问题告诉子女，让子女知道他们在父母心中是多么重要，父母是多么期望他们能抽出点时间来陪陪自己。当然，如何表达这种需要至关重要。如果父母总是训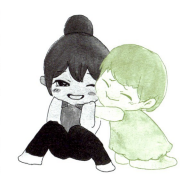诫或盘问子女，那么双方都无快乐可言，也可能会导致子女对以后的相处产生抵触心理。

（1）保持良好的亲子关系：以下是一项练习，对于改善父母与子女共同度过一段时间尤其有用。这项练习称作

"特别时间"，可以帮助父母在极短时间内改善和子女之间的关系。具体做法如下：

1）每天花 20 分钟和孩子一起做他们喜欢的事。特别要注意的是，要以积极的态度接近孩子，要时刻记住这段时间的目的是与孩子建立情感联结和亲密关系，所以父母要尽可能地积极主动。

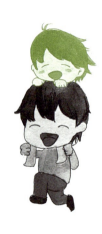

2）在特别时间里，父母不可以命令和训斥孩子，这一点非常重要。父母的主要目的是和孩子建立关系，而不是纠正他们的错误。例如在玩游戏的过程中，如父母发现孩子作弊，可以换一种方式来解释他的行为。父母可以告诉他："你好像改变了游戏规则。那好吧，我们就按照你的规则来玩。"请再次记住，特别时间是为了改善父母和孩子们之间的关系，而不是教训孩子。当然，如果在其他时间发现孩子作弊，就应当直接指出来。

3）注意孩子的积极行为。循循善诱更能培养孩子的正当行为。

4）少说多听。

（2）维持平衡的婚姻关系：主动担负起维持亲密关系的责任。当与伴侣的关系出现裂痕时不应一味地责备对方，察看一下自己是否有责任，并尽自己的能力改善这种关系。维持并保护信任在婚姻关系中起重要作用。许多婚姻的解体，都是因为夫妻双方相互不信任，例如搞外遇或其他不忠行为。一旦这种裂痕存在，即使只是一些看似轻微的伤害，也可能会勾起对过去重大创伤的回忆，对夫妻关系造成极大的伤害。因此如果夫妻双方互相不信任，就应该立即分析原因，找出症结所在。维持婚姻关系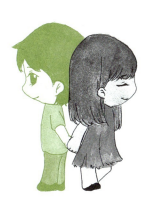的平衡至关重要，共处的时间尽量多一点。婚姻关系的维持和发展需要时间，因此在日益繁忙的生活中，"时间不够"往往成为夫妻关系无法正常维持的一个借口。许多夫妻整天忙于工作，没有过多共同相处的时间，久而久之双方的关系就会疏远。

（3）每天给亲人一个拥抱：拥抱可以提高血清素含量。血清素也称 5-羟色胺，是一种神经递质，可以使我们感受到更多的愉悦、放松以及自信，抑郁和焦虑都与血清素失调有关。拥抱能为倦怠的躯体注入新能量，使人变得更有生气、更有活力。拥抱刺激催产素分泌，有利于降低血压、活化脑部、增强记忆力。催产素同时也有抵抗忧郁、增加愉悦感的作用。拥抱还能使体内免疫系统的效能上升。如果长期处于巨大压力之下，会使免疫系统逐渐减弱，拥抱可以适度缓解压力，有助于调整身心、增强免疫功能，从而有利于对抗疾病。在家庭中，每天的拥抱能加强成员之间的联结，并且大大减少摩擦。心理学研究表明，那些经常被触摸和拥抱的孩子，其心理健康状况要比缺乏这些关爱的孩子好得多。成人更是如此。拥抱会让人重拾童年的安全感、温暖感。中国的孩子到了 10 岁左右，就很少得到父母的拥抱和亲吻了。他们要到谈恋爱时才会和另外一个身体有接触。也就是说，他们通常在 10 来年或更长的时间里，没有身体的亲密接触。笔者曾在接诊一抑郁中学生时问到父子之间平时的互动情况，问他们父子之间是否经常有拥抱？父亲回答说："孩子小时不听话时我会打他，但上中学后没再打了，可也并没有拥抱。"孩子却说："拥抱？从来没有。"于是笔者建议父亲即刻在诊室给孩子一个拥抱。父亲毫不犹豫将儿子紧紧拥抱，儿子好似终于等到了一个等了很久的拥抱。互相拥抱着的父子俩眼眶立即湿润了。

据调查，在中国，过了 35 岁还与爱人经常拥抱的人实在太少。尽管如此，爱还是存在的，情也是需要的，但是不再那么热烈了……为了让爱情保鲜，夫妻之间要坚持经常拥抱，因为夫妻间经常拥抱有如下好处：

1）当爱人一人独处、闷闷不乐时，你去拥抱他（她），他（她）马上就会倾诉许多委屈和不快。拥抱是向爱人表达情感和关心的最简单也最有效的做法。发现他（她）闷闷不乐时，直接发问为什么不开心，为什么脸色这样难看，也许问半天也不见得有任何答案。如果你换个方法，情况可能大不一样。例如，你先靠近爱人，张开单臂或双手把他（她）搂在怀里，保持一定时间的沉默，然后问他（她）："怎么了？有什么委屈？说出来听听，也许我能帮助你……"面对这样的关心和爱护,谁能不受感动,心中再多的委屈和不快,无论如何也要对你说个清楚。

2)当爱人出差归来,你去迎接拥抱他(她),肯定能消除他(她)的疲劳。平时生活在一起,平淡一些无所谓,但是他(她)出差归来,一定要热情主动地去拥抱他(她),这样可以表达你的思念之情和重逢之喜。得到你的热情拥抱之后,爱人一定会感觉到回家的温暖,此时此刻你传达的亲昵会唤起更多的生活激情以及无限美好。即使有一些疲劳,也会被你的热情拥抱一扫而光。

3)当爱人工作压力沉重时,拥抱能使他(她)增加信心和力量。不停地工作,不断地加压,人往往会活得很累、很烦。夫妻相处,也是如此,没有好心情一切都将成为多余或负担,回家后,有时连对话的时间都省了又省,一旦躺下之后,就懒得动手动口,这时候如果心爱之人给予深情拥抱和喃喃细语,会唤发起他(她)对事业的信心,加上适当的安慰鼓励,会使他(她)鼓足继续奋斗的力量。

4)当爱人在外有了"野心"时,拥抱会让他(她)头脑清醒,不好意思对你不忠。拥抱最直接的作用是表达爱意,加深感情。假如你的爱人在外有了"野心",你的拥抱可以起到警告提醒作用:我在认真爱你,请你也要同样爱我。如果他已经出轨,你的拥抱行为将会令他(她)深感不安,迫使他(她)改邪归正,回心转意。通常,结婚时间越长,能坚持拥抱的人越少,主要原因是夫妻双方可能对婚姻有了倦意。因此需要为婚姻注入新的活力,而每天一分钟的浪漫拥抱就能起到化腐朽为神奇的功效，使你重拾美满婚姻。

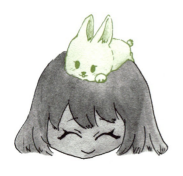

（4）与动物的亲密关系也有治疗功效：许多身体的疾病与精神因素有关，这一点已经得到广泛的认同。和动物相伴一段时间可以增强人的自信心，使人感觉良好，同时也使人变得积极向上。科学研究表明，动物可以激励患者练习并加强其语言能力和协调技巧，同时还能够普遍提高他们的灵活性和社交能力。伴侣动物能够给人带来友谊、娱乐、亲密感以及积极的影响和鼓励，也能给一成不变的生活带来一些新意，在人类社会活动中扮演重要角色，和伴侣动物接触可以减少很多老人的孤独感和被离弃的感觉，同时也有助于打破社交障碍。与动物相伴（比如养狗），可以给人独特的而且常常是最有效的支持，可以帮助人们更好地认识自己应付困难的能力，有利于改善人的身体和精神状况，为病情带来治愈效果。

研究表明，狗主人从他们的宠物那里得到极大的好处。到医院看病的老人中，养宠物的老年人比不养宠物的老年人要少16%。平均来讲，狗主人比不养宠物的人上医院的机会少21%。1990年，弗莱德曼等以"心脏病患者养宠物的好处"为题进行了一项研究，该研究证明宠物主人的生存期长于非宠物主人。接受冠状动脉手术的92名患者成为该研究的对象，其中53人是宠物主人。在这53人中，只有3人在入院后一年内去世，而另外39名非宠物主人中，有11人在入院后去世。澳大利亚贝克医疗研究院的研究表明，宠物主人比非宠物主人对心脏病的发作和发展有更强的抵抗力。这项研究调查了近6000名有心脏病发病危险的人，结果表明宠物主人的血压水平比非宠物主人低2%。同时，他们的胆固醇水平也相对较低。2001年，纽约州立大学的艾伦教授进行了一项有关高血压的研究。以宠物为伴的患者血压水平比只靠服药治疗的对照组患者血压水平要低。其心率也表现出显著的不同，宠物主人的心率平均数为每分钟81次，而对照组的心率平均数为每分钟91次。动物疗法对儿童同样有效，因为它能够比常规的疗法更能吸引孩子的注意力。研究表明，和宠物相处的孩子的同情心、自尊心和自我意识比其他孩子强。宠物有助于孩子认知能力提高和社交能力发展。

（5）人工智能陪伴机器人也有减压作用：中国正快速进入老龄化社会。家庭结构的变化、人口的迁移、社会的巨变使许多老年人得不到想有的陪伴，退休在家的老年人拥有大把的闲暇时光不知如何愉快度过而倍感孤单。应用人工智能技术的机器人知晓百科全书，对于"活到老、学到老"的老年人来说，是有趣又能干的学习小助手。机器人的人机交互功能，可以接收老年人的请求并作出回应，同时可呈现出不同的情绪表情，与老年人语音聊天，让老人感到充实快乐。有的机器人还能进行语音播放新闻，对于感兴趣的热点新闻，老年人还可以点击机器人屏幕的页面，进行相关阅读，深入了解新闻讯息。机器人还是老年人的贴身小跟班和贴心看护人，机器人的跟随模式包含极高的电脑视觉和人工智能技术，即便是沙发间的窄道，机器人都能精准流畅地跟随。当老年人发生摔倒、疾病等突发情况时，机器人可化身紧急救助人员，将信息立刻传递到子女手机，实现呼救。子女上班或外出时，也可通过机器人的远程视频对话查看家中情况，与父母通话，让老年人安全有保障。

拥抱促进催产素的分泌，可以增强信心，消除沮丧。

3. 保持良好的人际关系

1938 年，哈佛大学医学院开展了一项关于"人怎样才能健康、成功、幸福？"的调查研究。他们用 75 年跟踪了 724 位男性的生活，最终发现决定人生幸福的不是金钱，也不是名利，而是良好的人际关系。

（1）不要把任何关系都看作是理所当然的。一种关系的正常发展，需要不断地为其增加营养。如果交往双方都不愿意对维持关系投入时间和精力，这种关系理所当然会遭到破坏。在任何一种关系中，只有付出，才有回报。特别需要注意的是，要明白你想从交往中获得什么。

（2）保护好你的关系。如果你蔑视、怀疑或贬低对方，那你们的关系注定不好。必须让对方感觉到信任和支持，才能保护这种关系。即便是小事，也要采取合乎情理的行动；即使你心情烦闷，也要特别注意自己的言行举止，让自己的行动合乎生活情理。

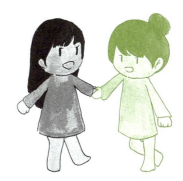

（3）乐观大度。如果你对对方的动机或意图表示怀疑，尽量往最好的方面考虑，对人对事要宽容大度，这将有助于对方的行为向着更加积极的方向发展。

（4）保持关系的新鲜感。当双方关系变得陈旧乏味时，就比较容易受到侵蚀，所以应该想办法在其中添加新意。

（5）往好的方面看。在一种关系中，我们很容易发现某些不尽如人意的地方，但是，只要多花点时间，就能注意到更多的积极行为。

（6）开诚布公。人们之所以会发生冲突，很大程度上是因为缺乏沟通。所以我们应该多花点时间去倾听、理解别人的观点。在询问对方真正的意图之前，不要妄加猜测。

（7）培养挑战意识，学会主动接受矛盾，学会面对复杂，保持欢喜。假如我们总想息事宁人，处处忍让，就可能出现忍让一次，力量削弱一点，长此以往，对方就会得寸进尺，而我们也逐渐会对这种关系感到厌烦。为了平息眼前的冲突而埋下了长期冲突的隐患，这样做的确得不偿失。

（8）学习与高毒性人物相处的智慧与技巧。大多数时候,我们总是因为各种各样的原因不敢、不懂、也不好意思拒绝别人。然而在生活中,面对高毒性人物,即那些总是消耗你的人,如果不拒绝,最终会给自己带来无数的麻烦和困扰。俗话说:"老好人是一种毒药,不仅让自己上瘾,还会让对方对你的索求不断上瘾,直至最后大家都变成仇人,才会结束这种带着强烈毒性的人际关系。"

决定我们人生幸福的,不是金钱,也不是名利,而是良好的人际关系。

4. 促成人职相配

作出明智的职业选择,去做自己全心热爱、心所向往的工作,使个人能力、性格、兴趣、意愿与职业相配。因为热爱带来全情投入,全情投入带来成功,即使不成功,至少你是快乐的。如果一个人能做到这点,他是很幸福的。因此,在选择大学时,学生和家长均应十分谨慎,有时也可以借助职业测评量表帮助发现自己适合的职业。发现热情是个世界性难题。在北美和英国的调查中,只有不到 4% 的大学生声称自己具有某种职业相关的热情。计算机博士 Carl Newport 对这个问题进行了大量研究。他认为,这是一个遗漏变量问题。其实是有一个第三方因素同时导致成功和热情。这个第三方因素是什么呢?是精通,对自己职业技能的精通。你达到大师级的水准,就会有信心和成就感,成功和热情也随之而来。如何达到精通?如切如磋、如琢如磨、臻于至善。古往今来，答案从来没有变，精通是持之以恒的专注、努力和不断练习的结果。因此，那些找不到自己热情的人可以根据自己的价值观去选择相对有意义的工作，然后日复一日地保持专注和努力，最终依然能找到属于自己的热情。

> **精通是持之以恒的专注、努力和不断练习的结果。**

5. 改善压力处境的智慧锦囊：移除持续心理压力源

改善压力处境的关键是移除持续心理压力源，具体需要做到以下几点：

（1）与积极的人在一起。

（2）建立良好的亲密关系。

（3）保持良好的人际关系。

（4）促成人职相配。

> **没有药可以取代爱。**

（二）如何改善负面情感反应

1. 纠正"无意识的消极思想"

消极思想主要包括以下类型：

（1）"总是"或"从不"思想：考虑问题时常带有总是、从不、没有人、每个人每次、每件事等这类字眼。

(2) 关注消极的事物：只看到事情消极的一面。

(3) 预先猜测：猜想可能发生的最坏结果。

(4) 测心术：即使别人没有亲口告诉你，也知道他们心里在想些什么。

(5) 凭感觉思考：对自己的消极感觉深信不疑。

(6) 思维狭窄：考虑问题时常带有应该、必须、只好等这类字眼。

(7) 乱贴标签：给自己或他人贴上消极的标签。

(8) 疑神疑鬼：将任何无关的事情都同自己联系起来。

(9) 指责：因自己的生活出现问题而指责别人。

下面是一些例子，说明纠正"无意识的消极思想"的方法：

无意识的消极思想	种类	纠正方法
你从未认真听我讲	"总是"或"从不"的思想	每当你不认真听我讲时，我感到非常失望，但我知道，你愿意认真听我讲，对吗
我们老板不喜欢我	测心术	我不知道。或许她心情不太好，因为老板也是人
全班同学都会嘲笑我的	预先猜测	我不知道，或许他们对我的演讲感到满意
我真笨	乱贴标签	有时我做事可能不太明智，但我并不笨
我们之间之所以产生这么多问题，全是你的错	指责	我需要剖析一下我自己，看看能否找到合适的方法来改善我们之间的关系

你可以按照下面的格式来做这个练习：

无意识的消极思想	种类	纠正方法
写出无意识的消极思想	辨别出不合逻辑的思想	分析并纠正这些思想

觉察并纠正"无意识的消极思想"！

2. 适度身体接触

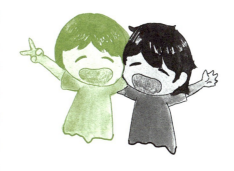

按摩、牵手、拥抱等肢体接触不但能使人心情愉悦，还有助于降低血压、平缓心率、缓解疼痛，从而有益于健康。适度以肢体动作表达关怀，通过握手、抚摸、轻轻拍肩甚至拥抱能够传递支持、理解和关爱，可直接稳定对方的激烈情绪，增加安全感。按摩能促使压力激素-皮质醇水平降低，这种激素会抑制免疫反应，其水平降低有助于恢复免疫反应。拥抱能促使人体分泌更多的催产素，催产素在男性、女性体内都有，能让人产生安全感，增进信任，降低皮质醇水平。但是，身体接触要考虑双方关系、沟通环境、文化背景以及被触摸对象的性别、年龄、个性特点及被触摸部位等诸多因素。作为医生或心理咨询师如能恰当使用身体接触，对工作对象的康复有增效作用，反之则会对工作对象造成伤害，甚至给医生或咨询师的职业生涯带来不好的影响。

适宜的身体接触不但使人心情愉悦，还有助于降低血压、平缓心率、缓解疼痛，从而有益于健康。

3. 经常置身于宜人的香味中

特定的气味会引发强烈而清晰的回忆，令人有往事再现的感觉。其实，出现这种现象也并不难理解，这是因为在人的大脑中，同时处理气味与回忆的器官属于同一区域。气味会刺激边缘系统的神经循环，因此能够激发大脑产生有关往事较为完整的回忆，使人能够清晰地记起过去发生的各种故事。气味也能够影响人的情绪，宜人的气味可以使大脑深层的边缘系统处于平静，其作用类似于灭火器。如果身旁能有花朵、芳香或其他宜人的气味环绕，就能够积极、有效地影响人脑的功能。

宜人的气味可以使大脑深层的边缘系统处于平静。

4. 建立美好回忆的储藏库

我们可以常常回想生活中快乐幸福的时光。

请你列出生命中十段最快乐的时光,每一段至少要用 5 个句子来仔细描述。你记得当时是什么颜色?什么气味?有音乐相伴吗?尽可能将画面描绘得栩栩如生。如果你曾经和某人长期相处,回顾两人共同度过的快乐时光,可以加强你们的相互联系,比如说回忆配偶的拥抱、伴侣在这星期做了什么贴心的事、有什么特别让你心动的眼神或姿态等,这些都会让你产生幸福的感觉,从而促使你为对方做一些充满爱意的事情。

我们可以常常回想生活中快乐幸福的时光。

5. 流泪抗抑郁法

眼泪是由人体泪腺所分泌的一种弱酸性的透明液体,其主要成分是无机盐、蛋白质、溶菌酶、免疫球蛋白等。哭是人类生理情绪的一种表达或表露,也是人类表达情感的一种方式,是一种发泄性的特殊运动。美国明尼苏达大学心理学家威廉·佛莱从心理学和生物化学的角度,对流泪行为进行了比较全面的研究。他把流泪分成反射性流泪(如受到洋葱刺激)和情感性流泪两类。情感性流泪的泪水中含蛋白质较多,而反射性流泪的泪水中含蛋白质较少。情感性流泪的泪水中含有乳铁蛋白。乳铁蛋白是一种具有止痛作用的物质。流泪还能排泄情感累积产生的生化毒素。中医的藏象理论说,肝主疏泄,这个疏泄包含很多,其中就有调节气机,调节情志活动(包括喜、怒、哀、思、悲、恐、惊),因此很多情志病都归属肝脏。肝气郁结在内，不能通达，则可能使心情低落、抑郁而痛哭一场，这是通过排出眼泪缓解肝郁、调畅气机。因此，哭不仅可以排出身体内代谢产物，也有利于情感宣泄，可以缓解肝郁，有利于健康。

哭是一种发泄性的特殊运动，有利于情感宣泄。

6. 数息冥想练习

冥想又叫静坐、打坐、禅坐、静默作用很多。冥想有利于提高人体基础属性如专注力、洞察力、灵感、认知、灵敏度、感知力等，让身体全面放松，进入身体与精神的全面协调。冥想可以增加脑血流，使思维清晰、感觉敏锐、创造力增强。冥想让我们更好地了解自己、把握自己，学会真正地享受独处的快乐，使身体和精神重获活力。冥想可以减少压力，改善免疫系统，增加活力和生命力，增加内在的平静和快乐。冥想有很多种不同的形式，这里介绍数息冥想练习方法。

扫码收听
数息冥想练习

找个舒适安静的地方和一张直背的椅子，把腰挺直，并支撑住背部及头部。

（1）坐在椅子上，让臀部顶着椅背，双脚自然着地，双手轻松放在扶手或膝盖上，头部轻松地挺在脖子上，或者靠在椅背上（头勿垂下），肩膀自然放松。

(2）闭上眼睛，用鼻呼吸。缓慢地吸气，腹部慢慢胀起，胀至顶点时，慢慢呼气，腹部慢慢收缩，并在心中数"一"，下次呼气数"二"，数至"十"，又从"一"开始。如此持续呼吸，全身肌肉放松，注意力集中与觉知呼吸，排除杂念。如果分心失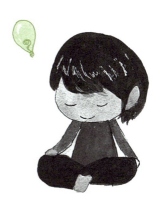数，不用自责，只需觉察分心，从"一"再开始。

（3）每天练习2次，每次15分钟。

冥想有利于提高人体基础属性，让身体全面放松，进入身体与精神的全面协调。

7. 聆听合适的音乐

音乐能影响人的生理活动，特别是情绪活动。音乐之所以能起到治疗作用，是因为音乐中的音响运动与个体心理运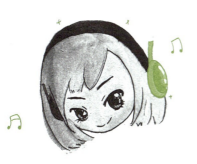动具有相似性和类比性。音乐是一种波动，人体也有波动，如情绪波动、心理波动等。音乐是一种节奏，人体也有节奏，如心跳、呼吸等。它们之间一旦产生谐振，人就觉得心随乐动，从而体会到音乐中的情绪情感所在。音乐治疗就是运用音乐这一"以美感人，以情动人"的特殊性，让患者通过音乐产生一系列心理、生理的变化而达到治疗目的。

科学家通过反复实验和摸索，证明了节奏缓慢而韵律安详的音乐能够降低人体内具有刺激和兴奋作用的激素，如《二泉映月》《春江花月夜》等民族乐曲和各种摇篮曲。聆听这样的音乐，可以使人感觉轻松、舒畅。音乐作为一种治疗方法，不仅可产生镇静、镇痛作用，还可增强机体免疫功能，改善物质代谢。特殊的音乐可以刺激颞叶的活动，使人们更有效地学习、处理与记忆所接收到的信息。某些特殊形式的音乐甚至可以启发思维，增强智力。

制作一份半小时连续不断的让人感到轻松的音乐清单。找一个合适的姿势，坐好后闭上眼睛，用意念扫描身体，注意哪些部位是紧张的，哪些部位是松弛的。在聆听音乐的同时，注意自己的心境，每当与之无关的思想进入脑海时便丢弃它。等音乐结束时，再用意念扫描全身，你会发现有所不同。放松的心情可以使人得到充分的休息，以充沛的精力来面对第二天的学习和生活。在睡觉前做以上训练，可以使睡眠更加充分，身心得到彻底的放松。

音乐与情绪同步至关重要。人们总是被驱使着追求快乐，竭尽全力规避不幸和伤痛，甚少听闻有谁追逐悲伤。有趣的是，大部分人时不时会播放悲伤的音乐。聆听悲伤的音乐根本不是"悲伤逆流成河"，让整个脑海都被悲伤的情感淹没。相反，如果我们稍加注意，就会发现悲伤的时候加上音乐的刺激,往往是情感体验最丰富的时候。

悲伤时聆听悲伤的音乐能够给我们带来各种不同的、深刻的情感体验,也能带来各种不同的、有意义的,甚至是令许多人渴望的认知体验。所以,说伤心难过时听悲伤的音乐只能使心情更加郁闷的看法是错误的。虽然,听悲伤的音乐引起的情绪共鸣会引起情绪的波动和联想,很多时候甚至会嚎陶大哭,但这其实也是一种情绪上的宣泄,只有把心中的怨气发泄出来,才有能量去接受新的事物。在悲伤的时候聆听悲伤的音乐,能让我们更加深入地了解自身的情绪,也能增进我们的认知能力。

音乐与情绪同步至关重要。

8. 随节奏而动

大脑颞叶的活动能使人对节奏作出反应。颞叶活动正常的人能表现出有节奏的动作,而颞叶活动异常者的动作往往缺乏节奏感。吟唱、跳舞及其他许多活动,都具有强烈的节奏性,这些活动对于治疗颞叶疾病很有帮助。唱歌能改变人的心情,并能使这种好心情保持一天、一周甚至更久。

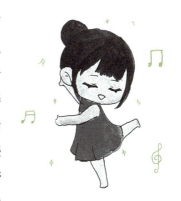

案例：产假结束后,明明妈妈想要换工作岗位的愿望未达成,心情十分郁闷。在一天下班回家的公交车上,戴在脖子上的项链被歹徒抢走了,明明妈妈更感雪上加霜。所幸的是单位要派人参加上级组织的合唱歌咏比赛。明明妈妈成了合唱队员,每天都要参加合唱训练,唱的两首歌分别是《爱我中华》和《娄山关》。歌词的内容和旋律都是明明妈妈非常喜欢的。每天练习完后,明明妈妈还会独自反复咏唱。后来,明明妈妈在回忆那段郁闷的日子时总是说,感谢那段时间参加合唱队,让自己从郁闷中走出来,开始了新的征程。

吟唱、跳舞及其他许多活动,都具有强烈的节奏性,对治疗颞叶疾病都很有帮助。

9. 改善情感反应的智慧锦囊:纠正负面情感反应

改善情感反应就是要纠正负面情感反应,具体要做到以下几点:

(1) 纠正"无意识的消极思想"。
(2) 适度的身体接触。
(3) 经常置身于宜人的香味中。
(4) 常常回想生活中快乐幸福的时光。
(5) 借助流泪抗抑郁法。
(6) 冥想练习。
(7) 聆听合适的音乐。

(8）随节奏而动。

（三）如何改善身体反应

1. 运动

运动对深层边缘系统十分有益。这是因为在运动过程中，大脑会释放出令人产生幸福感的内啡肽，而边缘系统有许多内啡肽感受器。此外，运动还可以增加大脑的血流量，为大脑带来更多的营养，使大脑能够更加健康、全面地发挥功能，正如血液与营养对身体其他部位所发挥的作用一样。身体萎缩憔悴让人不舒服，大脑也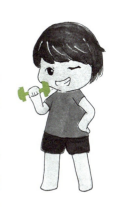是如此。良好的血液循环能够使大脑深层边缘系统健康、正常地运作，从而改善人的情绪。

"运动"治疗法对抑郁症患者极有帮助，尤其对由于身体健康原因无法服用抗抑郁药物的患者。营养学家、生理学家与药学专家都认为，为了维持身体的低脂肪率、保持健康的心脏和强健的肌肉，必须保持经常运动的习惯。

适当的运动对身体还有其他益处：①运动使人精力充沛，不易感觉疲倦。②运动能够促进体内新陈代谢，可以调节食欲，维持体重。③运动能够促使大脑褪黑素的分泌趋于正常，有利于人体维持正常的睡眠节律。④运动能够让更多的色胺酸进入大脑，进而改善人的思想情绪。色胺酸是血清素的前体生化物质，许多抑郁症患者都有色胺酸偏低的情况。色胺酸是氨基酸中较小的微粒，经常要和较大颗粒的氨基酸竞争，流经血液进入大脑，运动过程中，身体将消耗大量较大颗粒的氨基酸，这样就可以减少色胺酸进入大脑时所面临的竞争，使人觉得运动后极其舒服。

建议多尝试不同的运动，从中找出一种最适合自己的运动方式。此外，每天固定做一些一般性的运动，如步行、慢跑、骑车等，每周至少做3天有氧运动，每天运动30~60分钟。

当感到异常压抑时，最好的方法就是出去跑一圈，做一些既能大量消耗体力，又能转移注意力的运动，如跑步、打篮球、踢足球等。累得大汗淋漓时会感到筋疲力尽，压抑情绪所积攒的能量也能得到宣泄，情绪也会渐渐平静下来。

2. 戒烟

吸烟是一个复杂的社会-心理-生物学行为，受很多因素影响，是多种疾病的危险因素。一般认为吸烟会引发肺癌等呼吸系统疾病，最新研究结果表明：吸烟和抑郁症也有着十分紧密的联系。相对于非吸烟人群来说，吸烟人群患抑郁症的概率可能增加，这种情况在烟瘾严重的人群中尤为明显。这种相关性既可能和尼古丁相关，也可能和烟草中的其他成分相关。

英国研究人员对个体在戒烟前后精神健康状况的26项研究进行了系统回顾和评估。这些研究使用的调查问卷内容涉及参与者的焦虑、抑郁、混合性焦虑和抑郁、生活质量、正向情感和应激水平等。研究者称："与持续吸烟者相比，戒烟者随访时的焦虑、抑郁、混合性焦虑和抑郁、应激水平与基线相比显著降低;与基线相比,生活质量和正向情感都显著增强。"同时,研究人员还发现这些差异在一般人群和躯体、心理疾病患者群中具有一致性。这一结果表明,与持续吸烟者相比,戒烟可减少抑郁、焦虑和应激,促进正向情绪,提高生活质量。

3. 合理膳食

忧郁与情绪失调都与多巴胺、去甲肾上腺素、血清素的含量偏低有关。为了增加体内血清素含量,应该食用含多种碳水化合物的食物(如谷类、面包、馒头等);为了提高去甲肾上腺素与多巴胺的

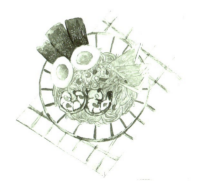

体内含量,可以食用富含蛋白质的食物。因此,在饮食方面,应该在摄取脂肪与碳水化合物的同时,吸收充足的蛋白质。但应注意摄入的蛋白质不可过量,否则会限制进入大脑的"脑蛋白质"。常见的食物中,蛋白质含量丰富且含脂肪少的食物包括禽类、鱼类、乳类、豆类、坚果等。健康与饮食密切相关,吃对了,吃好了,身体才会健康。膳食贵在合理。我国居民的营养状况为合理、过剩与不足三种情况并存,过剩主要表现为动物性食物及脂肪的摄入量增加,不

足既有个别营养素摄入不足,又有几种营养素同时摄入不足。

早餐通常被认为是一天中最重要的一餐。每天吃早餐是世界卫生组织倡导的健康生活方式之一。不吃早餐者的焦虑、抑郁水平显著高于每天吃早餐者。不吃早餐的男性患心脏病的概率比吃早餐者高 27%,那些经常不吃早餐的女性患 2 型糖尿病的风险比每天吃早餐的女性增加 54%。早餐前应先喝水,人经过一夜睡眠,从尿、皮肤、呼吸中消耗了大量的水分和营养,早餐起床后处于一种生理性缺水状态。如果只进食常规早餐,远远不能补充生理性缺水。因此,早上起来不要急于吃早餐,而应立即饮 500~800 mL 温开水,既可补充一夜流失后的水分,又可以清理肠道,但不要在喝水后即刻进食早餐。

早餐三原则:一是品种丰富,饮食均衡,营养全面;二是摄入碳水化合物,以补充能量;三是补充维生素,以利吸收。

4. 药物治疗

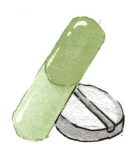

对于抑郁,有时只靠非药物的治疗方法可能还无法让患者完全恢复健康快乐的生活。为了能够获得完整、全面的疗效,有时还必须同时使用抗抑郁药物。近年来,市面上推出了一些新型抗抑郁药物。与传统抗抑郁药物相比，新型抗抑郁药应用范围广，副作用较小。药物治疗需注意以下几点：

（1）个体化治疗。根据患者的偏好、年龄、躯体状况、药物治疗史、有无合并症等因人而异地选择个体化治疗。药物宜从较小剂量开始逐渐加量，尽可能采用最小有效剂量。

（2）不良反应。药物不良反应可能在刚开始用药的1~2周较明显，如能耐受，则不必在意。抗抑郁药物普遍用于治疗抑郁障碍，也用于治疗其他心理症状，如焦虑、躯体疼痛和失眠。

（3）要有耐心。许多人在服药后如果没有立即见效，就会停止服药。抗抑郁药多在2~4周开始起效，有时候甚至要尝试好几种药物，而且要持续用药一段时间，才会出现明显疗效。所以，耐心非常重要。

（4）规范服药，科学减停。服用抗抑郁药物时间较长，不宜随便停药，抗抑郁的药物治疗包括急性期治疗、巩固治疗和维持治疗。抑郁症状完全消失后，宜继续服药巩固治疗3~6个月后，再缓慢减量停药。

《黄帝内经》将药物分为下药、中药和上药。下药为针灸、百草，**下药在养病**；中药为五谷杂粮，**中药在养生**；上药为精、气、神，**上药在养命**。协助解决问题为下药；协助发展健康的生活方式为中药；协助启发生命意义的为上药。因此，在对抑郁者进行治疗时，除了必要时使用下药外，还一定要注意协助其养成健康的生活习惯，帮助激发其生命的意义,只有做到三药并进,才能使抑郁者最终在停药后过上健康而有意义的生活。

药物是治疗抑郁的重要手段,但没有药可以取代爱。

5. 改善身体反应的智慧锦囊:降低压力激素,改善身体状况

改善身体反应需要做到以下几方面:

(1) 定期有氧运动。

(2) 坚决戒烟。

(3) 合理膳食。

(4) 规范服药物。

(四) 如何改善认知反应

1. 正念身体扫描

扫码收听
正念身体扫描

身体扫描冥想是对身体每一片刻体验的深入研究。它有条不紊地让我们的意识从身体的这个部位到那个部位。当我们这样做时,通过探索身体的本有感受,唤醒对物质身体的觉知。没有必要用任何方式来分析或控制你的身体,只是感觉和承认当下的任何感受。

你可能会注意到一系列身体感受:痒、疼、痛、无知觉、轻盈、沉重、温暖、寒冷等。有些感觉可能会伴随着想

法和情绪。练习身体扫描时的这些大量感觉和内部经验，都可以归结为三种基本的感觉：愉快、不愉快和中性。为什么要练习身体扫描？把意识和觉知带入对身体的任何感觉，身体扫描对在工作中有压力、焦虑和身体疼痛的时候有帮助。通过这种练习，可以学会从忧虑和重复的思维模式转变为主动体验"身体"当下的感受。其具体做法如下：

（1）找出一个至少有 5 分钟可以避免打扰的安静时间段和空间。

（2）保持头和身体轻松且端正坐着，闭上眼睛，放松肩膀、腹部、腰、腿，也可双脚盘腿或散坐在地板上。

（3）进行一个简单的腹部呼吸放松练习（不超过 1 分钟）；然后，抱着好奇但不加评判的态度从头到脚扫描全身，体会身体各个部分的感受。

（4）在训练过程中，头脑中可能出现其他一些想法和感受，从而使注意力转移，没关系，只需要随时回到原来的注意力上就可以。每天 2 次，每次 5~10 分钟。

2. 正念呼吸练习

正念呼吸相当简单，选一个舒适的姿势，不论是坐着、靠着或躺着都可以，将注意力集中在呼吸上，你可能会发现，借助运用心理控制的呼吸技巧，更容易维持专注。

（1）练习的时候，按照以下步骤进行。

1）闭上眼睛，全身肌肉放松，用鼻呼吸。

2）缓慢吸气，腹部慢慢胀起。吸气时，心中全程觉察吸气。

3）胀至顶点时，慢慢呼气，腹部慢慢收缩。呼气时，心中全程觉察呼气。

4）集中注意力觉察当下呼吸。

5）如果分心，不用自责焦虑，只需觉察分心，再重新觉察呼吸。

（2）具体做法如下。

1）找出一个至少有几分钟可以避免打扰的安静时间段和空间。

2）保持头和身体轻松且端正坐着，闭上眼睛，放松肩膀、腹部、腰、腿，也可双脚盘腿或散坐在地板上。

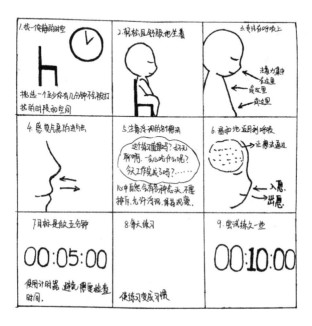

3）进行一个简单的腹部呼吸放松练习（不超过 1 分钟）；然后，将注意力集中于呼吸上，感觉气流的进与出。

4）在训练过程中，头脑中可能出现其他一些想法和感受，从而使注意力出现转移，没关系，只需要随时回到原来的注意力上就可以。

5）训练 5 分钟之后，静静地休息 1~2 分钟，然后再从事其他正常的工作活动。

6）如果觉得 5 分钟时间太长，可从 1 分钟开始练习。每天坚持练习，关注训练质量。

3.4-7-8 呼吸练习

可以取随意的姿势，仰卧、静坐、站立均可。卧或站时，双脚适度分开，双眼轻闭，一手置于胸部，另一手置于腹部上方，以便感觉横膈膜以及腹肌的活动。

（1）具体做法如下。

1）用口发出呼的声音。

2）闭嘴，用鼻子平静吸气，在心中数 4 个数，1、2、3、4。

3）停止吸气，屏住呼吸，在心中数 7 个数，1、2、3、4、5、6、7。

4）用口再发出呼的声音，同时心中数 8 个数，1、2、3、4、5、6、7、8。

从（1）到（4），这样的一呼一吸为一遍，重复 3 遍，便可感受到睡意。整个过程仅需 57 秒。

（2）注意事项：

1）整个过程中舌尖都保持在同一个位置，抵住上腭。

2）这个做法中，我们总是通过鼻子静静地吸气，然后伴随着可以听见的声音从嘴巴呼气。呼气用的时间是吸气时间的2倍。

3）花在每个阶段的时间并不重要，时长因人而异，4-7-8的比例才是最重要的。

4）每天最好能做2次呼吸训练，每次15~20分钟。

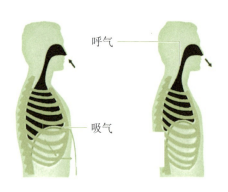

4. 提升合理认知能力

合理的信念会引起人们对事物的适当的、适度的情绪反应；而不合理的信念则相反，会导致不适当的情绪和行为反应。当人们坚持某些不合理的信念，长期处于不良的情绪状态之中时，最终将会导致情绪障碍的产生。合理情绪治疗并非一般性地反对人们具有负性的情绪。比如，一件事情失败了，感到懊恼，有受挫感是适当的情绪反应；而抑郁不堪，一蹶不振则是所谓不适当的情绪反应。

　　美国著名心理学家阿尔伯特·艾利斯于 20 世纪 50 年代创立合理情绪疗法，其理论认为，引起人们情绪困扰的并不是外界发生的事件，而是人们对事件的态度、看法、评价等认知内容，因此，要改变情绪困扰不只是致力于改变外界事件，也要改变认知，通过改变认知，进而改变情绪。合理情绪疗法的基本人性观认为人既是理性的，也是非理性的。因此，在人的一生中，任何人都可能或多或少地具有上述某些非理性观念。只不过这些观念在那些有严重情绪障碍的人身上表现得更为明显和强烈，他们一旦陷于这种严重的情绪困扰状态中，往往难以自拔。例如：两个同事一起上街，碰到他们的总经理，但对方没有与他们招呼，径直过去了。这两个同事中的一个认为："他可能正在想别的事情，没有注意到我们。即使是看到我们而没理睬，也可能有什么特殊的原因。"而另一个却可能有不同的想法："是不是上次顶撞了老总一句，他就故意不理我了，下一步可能就要故意找我的岔子了。"两种不同的想法就会导致两种不同的情绪和行为反应。前者可能觉得无所谓；而后者可能忧心忡忡，以至于无法平静下来干好自己的工作。因此，努力改变生活哲学中非理性的成分，训练养成现实、理性、宽容、合理的思维方式非常重要。

　　经历创伤是人生很自然的部分，人生不顺心的事十之八九，失意几乎不可避免，忧郁情绪随时都会发生，万事如意只是一种美好的愿望和祝福。遇到不愉快的事，多从好的、积极的方面着想，保持豁达的情怀。学会直率、坦诚，不要过分自责、自怜，合理调节自己的抱负水准，不断提升合理认知能力。

常见的11种不合理信念如下：

（1）在自己的生活环境中，每个人都绝对需要得到其他重要人物的喜爱与赞扬。

（2）一个人必须能力十足，在各方面，至少在某方面有才能、有成就，这样才是有价值的。

（3）有些人是坏的、卑劣的、邪恶的，他们应该受到严厉的谴责与惩罚。

（4）事不如意是糟糕可怕的灾难。

（5）人的不快乐是外在因素引起的，人不能控制自己的痛苦与困惑。

（6）对可能（或不一定）发生的危险与可怕的事情，应该牢牢记在心头，随时顾虑到它会发生。

（7）对于困难与责任，逃避比面对要容易得多。

（8）一个人应该依赖他人，而且依赖比自己更强的人。

（9）一个人过去的经历是影响他目前行为的决定因素，而且这种影响是永远不可能改变的。

（10）一个人应该关心别人的困难与情绪困扰，并为此感到不安与难过。

（11）碰到的每个问题都应该有一个正确而完美的解决办法，如找不到这种完美的办法，真是糟糕透顶。

有一首英文小诗可能对我们进行合理的认知有一定帮

助，其中文翻译大致如下：

一切都刚刚好

纽约时间比加州早 3 小时，

但加州时间并没有变慢。

有人 22 岁就毕业了，

但等了 5 年才找到好的工作！

有人 25 岁当 CEO，50 岁去世。

有人 50 岁当 CEO，并且活到了 90 岁。

有些人还是单身，而有些人已经结婚了。

奥巴马 55 岁退休，特朗普 70 岁才当总统。

每个人都有自己的发展时区，

有些人看似走在你前面，也有人看似走在你后面。

每个人都在自己的时区有自己的节奏，

不用嫉妒或嘲笑他们，

他们都在自己的时区里，你也是！

生活就是等待最佳的行动时机。

所以，放轻松，你没有落后，也没有领先。

在命运为你安排的时区里，一切都刚刚好。

在命运为你安排的时区里，一切都刚刚好。

5. 提升解决问题的能力

问题是一个没有直接明显方法、想法或者途径可遵循的情景，它是初始状态与目标状态之间的差距。一般而言，当人们面临一项任务而又没有直接手段去完成时便构成了问题。而问题解决就是应用各种算子来改变问题的起始状态，使之转变为目标状态。算子是问题解决者在问题空间中所搜索到的、可以促使起始状态向目标状态转化的具体手段。

问题解决思路一般是这样的：遭遇一个问题→把问题看清楚→（注意，这个过渡过程是重点）问题可能的解决方案→每个方案可能的优缺点和产生的联动。差距就在于，"有经验的问题解决者"能对一个问题迅速给出无数种可能的解决办法，这个可能是由于多年经验的积累或者碰巧最近对这个方面研究较多。而对于"一般的问题解决者"这个反应的时间可能很长，在问题和解决方法之间，"一般的问题解决者"绞尽脑汁才能想出好的解决方案。

解决问题的能力如此重要，那么我们该怎样提高自己解决问题的能力呢？积极面对问题，主动承担责任，不要害怕问题，不要有"如果问题解决不了会很丢脸"的心态，提高自己解决问题能力的秘诀是尽量多地承担工作，并真正投入其中，坚持不懈，迫使自己的能力得以提高。问题接触得越多，解决问题的能力就越强。认真做好一件事，知道如何做好一件事，比对很多事情都懂一点皮毛要强得多。另外，要注意克服思维定势，培养思维的独立性和批判性，培养求异思维，学会多从不同角度看问题。管理好自己的情绪，中等程度的动机和相对平和的心境有利于问题解决。

一个人拥有的算子越多，解决问题的能力越强。

6. 尝试走出舒适区

什么是"舒适区"？舒适区（comfort zone）指的是一个人所表现的心理状态和习惯性的行为模式，人会在这种状态或模式中感到舒适。舒适区又称心理舒适区。"舒适区"可以是难以改变的习惯，可以是不愿变化的状态，也可以是习以为常的嗜好。

在这个区域里，人们会觉得舒服、放松、稳定、能够掌控、很有安全感。一旦走出这个区域，人们就会感到别扭、不舒服，或者不习惯。例如，习惯了右手刷牙的人，让他用左手刷牙，他会很不舒服。使用右手写字的人，请他用左手写字，他也会不适应。也就是说，在心理舒适区内，他只能使用右手刷牙、右手写字。

生活中，多数人会下意识地选择最舒服的方式。惧怕演讲，就会本能逃避演讲；不想运动，就会本能借口繁忙；不愿读书，就会本能拖延学习；我们习惯于享受"舒适区"带给我们的即刻安稳踏实。大部分人都是安全感的奴隶，但其实这是廉价的安全感，是惯性的堕落，是阻碍我们突破自我、激发潜能的最大桎梏。如果不走出"舒适区"，我们永远也不会知道，我们自己到底有多大能耐。

一位很有毅力的朋友体型偏胖、血脂偏高，在经历过膝关节的手术后，医生告诫朋友说：一定要坚持锻炼，否则60岁时可能需要进行膝关节置换术。朋友暗下决心要避免这个手术，于是选择了游泳作为自己的锻炼方式，一般隔天一次，每次游1000米。真的应了"日拱一卒，功不唐捐"那句话。到现在,朋友已坚持游泳8年,按医院标准8年前就该手术的另外一侧膝关节并无不适,血脂也趋于正常,并且还带动了周围的一些朋友加入游泳运动。我很好奇朋友是怎么坚持下来的。朋友说:"其实有时候也想偷懒,尤其是冬天,当看到大多数人都选择去了温度较高的另外两个池子,而自己即将进入最冷的池子时,也曾有退缩,刚进入低温池时也感到难受,但是后来发现,不舒适其实就是那么一小会儿,下水以后游上一圈基本就适应了。最重要的是每次游完以后神清气爽,而且能体验到自我超越,特别有成就感。"所以,我们需要不停地离开"舒适区"。

现实中,对一些普遍认为处于中年危机和(或)天花板的人生阶段,很多人不愿再接受来自外界的刺激和控制,对某些事物的追求淡化,将待在"舒适区"作为阶段性的人生理想,因为他们认为"舒适区"意味着最稳定的人生,意味着零风险的安全。人不怕懒惰,不怕胆怯;怕只怕,懒惰成习惯,胆怯成常态。处于"舒适区",不过是在用另一种方式消耗生命、打发时间,即总是逃避不喜欢做的事情,总是挑选容易掌控的选项,并享受于此的安心和满足。但总是停留在"舒适区",会让我们与成长的机遇失之交臂,在不知不觉中就变成了活在温水里的青蛙,逐渐失去了生存的能力。所以我们要时刻提醒自己,人这一生,就是要在不断接受外界刺激、不断追求新的目标中上下求索,负重前行。只有不停地跳出固有的圈子,不停地遇见更大的世界,才能越发逼近那个最真实的自己。你会发现,远离舒适区之后,你的人生，才刚刚开始。

总是停留在"舒适区"，会让我们与成长的机遇失之交臂，逐渐失去生存的能力。

7. 改善认知反应的智慧锦囊：修正注意及思维偏差

改善认知反应，需要修正注意及思维偏差，建议做到以下几点：

（1）正念身体扫描。

（2）练习正念呼吸。

（3）练习4-7-8呼吸。

（4）提升合理认知能力。

（5）提升解决问题的能力。

（6）尝试走出舒适区。

七、养成良好的大脑习惯

（一）管理好"三天"

每个人的一生都只有三天——昨天、今天和明天。昨天已成过去，明天还未到来。活在昨天的人一直感到迷惑，活在明天的人一直在等待，只有今天是属于我们的。只有踏踏实实、一步一个脚印、尽最大努力过好今天，当今天成为昨天时我们才不会后悔，对终将变成今天的明天我们才会充满无限的希望。我们永远无法预测意外和明天哪个先到，所以我们能做的，就是把所有的不快给昨天，把所有的希望给明天，把所有的努力给今天。对今天遇到的困难不要花费太多时间去生气，遇到压力要善于排解。记住：别人气我我不气，气出病来不好治。对上司、同事、配偶和子女不中听的话不要太认真、太敏感、太生气。金无足赤，人无完人，人非圣贤，孰能无过。对过去做错的事不要花太多时间去后悔，吸取教训不让同样的错误再犯即可。不要把还未发生的不好的事当真，让自己饱受尚未发生事件的折磨。针对昨天、今天和明天的"三日诗"（《昨日诗》《今日诗》《明日诗》）特别有启迪意义。这三首诗警醒人们要珍惜时光，不论在什么环境下，都要善于把握好属于自己的小趋势，顺势而为，不虚度年华。

珍惜时光，把握好属于自己的小趋势，顺势而为。

（二）学会接纳

什么是接纳？接纳就是接受事情已经发生，接纳不等于赞同和认可，只是我接受这个事情已经发生的事实。任何东西，只有接过来，才能更好放下。接受当下可能有些糟糕的自己，同时要明白自己的需求和权利，比如希望生活得更好的需求和权利。当然，权利和义务从来都是相互依存、密不可分的，明白了自己的需求和权利以后，就需要尽义务去努力改变自己的状况。在改变的过程中可能会伴随痛苦，也可能会遇到很大的困难，但是此刻要把接纳贯彻到底，同时一点点寻求突破。只有这样，我们才能够不断地超越当下的自己，才能够不断地成长。值得注意的是，接纳并不等于安于现状、自暴自弃，接纳只是一个开始。我们不是为了接纳而接纳，而是为了遇见更好的自己而接纳，接纳的意义在于首先接纳自己的不足，然后寻求蜕变与成长。

接纳什么呢？

1. 接纳自己的情绪

我们之所以不能接纳自己的某些情绪，是因为我们认为它们是坏的、错的，其实情绪只是情绪，无所谓好坏和对错，我们要善于从所谓的不好的情绪中寻找积极意义。例如，小红初中成绩很好，很顺利地升入了一所重点高中。刚进高中，小红就感到有些不适应，和同学相处也有些不愉快。有一次和同学发生冲突后被老师批评了，小红很不高兴，她认为老师对自己有偏见。另外，有一次偶然听到一个同班同学说自己不怎么样，小红很生气。从高一第一学期开学到寒假，小红都是在闷闷不乐中度过。于是，小红到了心理科，给医生提到了上述两件让她很不愉快的事情。医生听完后对小红说："从你对这两件事的反应可以看出你是一个要求上进的人，你希望给别人留下好的印象。""啊？"小红有些惊讶。接下来，小红和医生的交流很畅通。因此，我们要接纳自己的情绪，更要善于捕捉负性情绪背后的积极意义。

2. 接纳自己的不完美

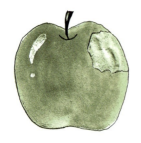

完美的心态就是接受自己的"不完美!"

我们要知道自己不是完美的人,世上没有完美的人,我们接纳自己不完美,允许自己有办不到的事情,接受自己也会犯错,知道自己能力的局限性。就像工作中的压力,我们有时无法应对,这是正常的,顺其自然,尽力就好。真正的顺其自然,其实是竭尽所能之后的不强求,而绝非两手一摊的不作为。在神话故事《国王有一对驴耳朵》中,国王大大方方地当众承认自己有一对驴耳朵之后,国王的驴耳朵就神奇地消失了。我们所熟知的断臂维纳斯雕像并没有因为失去两条美丽臂膊而影响人们对她的欣赏,相反却出乎意料地获得了一种不可思议的抽象的艺术效果,向人们暗示着可能存在着无数双秀美的玉臂。

3. 接纳现实

现实无法让我们满意,工作不顺心,孩子不听话,抑或身患重病,这都是糟糕的事实,但这也是生活的现实,因为生活就是无常的。即使这样,我们也可能发现现实积极的方面和积极的影响。笔者曾经到中国台湾地区参加培训学习,在一家宾馆等待办理入住手续时,无意中发现在宾馆一角的茶几上,放了几本书,其中有一本书的封面上印着这样一句话:日子再难过,也一定会有一件好事。发现现实的积极方面，有利于我们接纳它，也有利于我们减少与现实的对抗关系，从而更有利于我们躬身入局，一点一点地改变现实，创造更美好的生活。

怎样接纳呢？

接纳是对过去经历的个人事件和当下经验的一种非评判性的、积极的容纳，是在明确价值方向指导下自愿做出的一种选择，选择接纳的个体不会去抗拒、控制和逃避这些事件和经验，而是将这些包括痛苦感受、冲动和负性情绪在内的经验作为客体去观察。面对痛苦，大多数无效反应的行为模式是："让痛苦停止，我才能开始正常的生活。"现实的情况是个体越是回避或害怕痛苦，越会感觉痛苦。因此，反其道而行之，采取直面痛苦、直面症状的策略，专注地观察症状、思考症状背后的意义可能收到更好的效果，从而减少内耗、停止恶性循环。

接纳的意义在于首先接纳自己的不足，然后寻求蜕变与成长。

（三）学会认知解离

认知解离指将自我从思想内容、意象记忆、语言规则中抽离出来，像观察外在事物般观察自己的思想活动，将思想看作是语言和文字本身，而不是它所代表的意义，自我的认知和行为因此不会受其控制。认知解离可以起到使个体和自己的经验、想法保持一定距离的作用，使个体只需不带评判地观察这些经验和想法即可。

认知解离有利于降低思维、情感和感觉的有害反应,通过改变想法、情绪、体验和个体的关系来改变其功能,具体地说,就是通过改变"想法"发生的语境,从而改变"想法"的功能。根据接纳承诺疗法的理论,个体若能改变语境,就会更好地处理和想法之间的关系,更好地调节自己此时此刻的行为,提高行为的灵活性,减少因为思维或行为僵化带来的问题。

笔者在参加完祝卓宏老师的接纳与承诺疗法课程培训后,在咨询过程中用得最多的认知解离方法是让来访者快速大声重复说出自己消极想法的核心词汇。因为人们在使用语言表达时通常都有一定的语境,词语的含义也需要一定的使用背景方可传达。快速大声词语重复训练的原理就是通过快速地、机械地、无意义地大声重复某些造成心理痛苦的核心词汇,使词汇仅保留语音的特性,变成无意义的单纯"词汇"而存在,从而脱离语境和内在含义。通过这种技术可以降低来访者对消极想法的确信程度,减轻消极想法带来的心理不适感。但在进一步应用过程中,作者发现有些情景是不适合大声重复的,于是给来访者提供了另一个选择,即在不适合大声词语重复训练时可以采取快速重复书写核心词汇的方式。快速重复书写核心词汇的反馈效果也不错。后来,笔者也常使用叙事治疗中提到的外化技术来进行认知解离。

认知解离技术经过多年临床应用,逐渐发展出了多种形式,例如想象你的想法在收音机中循环播放、尝试用孩子的声音说出这些想法、用非常快/慢的语速读出这些想法等。另有研究者提出，通过外化的方式给某个想法命名并赋予具体的形状、大小、高矮、颜色，从而使它成为客观的事物。任何人都可以创造出属于自己的方法。所以，认知解离技术的未来有着无穷无尽的想象空间。

想法只是想法本身，不等于事实。

（四）说出或列出困扰自己的事情

生活中，我们总会被一些事情困扰，甚至为某些事大动肝火，用别人的过错来惩罚自己，替别人的错误买单。生气的时候，试着去体察自己"内心的感受"。问问自己为什么生气？为什么难过？以适合的方式疏解情绪。痛哭一场、倾诉一番、唱一唱、动一动都是有效的方法，比较糟糕的方式是饮酒、飙车，这是非常有害和危险的。遇到问题主动寻求解决，以免让自己心神不宁。有些问题说出来就意味着解决。

案例： 小马大学毕业后留在离家较远的城市工作，平时较少回家。去年端午节前，小马高高兴兴带着女朋友回家见父母。回到家的第二天，家里发生的事让小马觉得特别难过。小马的父亲和弟弟当着自己和女朋友的面大吵一架，吵架的原因是弟弟去拜见未来弟媳妇的父母需要送礼金，弟弟认为爸爸给的礼金钱太少了，可是爸爸又不愿意出更多的钱。两个人吵得很厉害，小马怎么都劝不住。小马很伤心，自己第一次带女朋友回家就发生这样的事，感觉很没面子，另外也担心女朋友有什么想法而影响两人的关系。于是小马鼓足勇气对女朋友说："真不好意思，你第一次到我们家就碰上这样的事。""其实也没什么，家家都有本难念的经，这很正常。"女朋友轻松的回答让小马立刻释然了。

有一些问题，自己解决起来很困难，告诉家人、朋友、同事后可能发现其实是很容易解决的问题甚至根本就不是一个问题。还有一些问题，在积极寻求解决方法未果时可以放一放，有时放一放自然就解决了。

另外，如果自己对金钱、义务或与工作相关的问题感到困惑，可以列出有关这些事项的清单。列出问题清单是现代管理的一个重要方法。列出清单有利于我们理清思路，清晰地了解问题和把握问题，做到对问题心中有数。有时候，制作一份与自己相关问题的书面清单会提供一种控制感或秩序感。

有些问题说出来就意味着解决。

（五）交一些朋友

情感交流是每个人最基本的心理需求，成功时我们希望与人分享喜悦，痛苦时我们需要有人默默相伴，倾诉时我们希望有人认真聆听。谁具有这样的角色功能呢？亲人和朋友。明代文学家苏竣认为朋友分为四类：第一类是贼友，有好处就在一起，遇到困难躲开；第二类是昵友，可以互相嬉戏，结伴玩乐；第三类是畏友，相互补充，相互促进，可以监察自己的过失，指出自己的不足，共同进步；第四类是挚友，可以同甘共苦，患难与共。

人交朋友有两种动机：一种是功利导向的交友，交友是为获取更多物质利益，这种类型的交友有助于事业快速成功，但容易让人深陷其中，耗费巨大心力。另一种是价值导向的交友，这种关系的建立是基于共同的价值观、人生观、世界观，侧重精神财富的获得。当朋友有困难时，另一方不惜牺牲自己的一部分利益来提供帮助。这种朋友在人生历程中数量非常少，一般2~5个，但却是终生的。

拥有几个知心朋友，对身心健康，乃至工作、事业、家庭都有好的影响；缺乏朋友则会让人感觉与世隔绝、紧张不安，容易遭受疾病侵扰。交友活动与多种能使人产生快感的生化物质有关。其中，催产素和内啡肽的作用最大。催产素是一种神经肽，会在哺乳时大量分泌，从而让人放松，促进母子间建立爱的纽带。此外，它还能减轻焦虑感，降低血压和心率。布兰特说，这种效应在进化过程中被扩大到交友等人际关系中。内啡肽是一种神经递质，能使人产生幸福感。

一项经典实验报告：受试者被要求独自或两人一组划船，并在划船前后测量体内内啡肽含量。结果发现，有伙伴一起划船的人比独自划船者释放出更多内啡肽。交朋友有很多好处：不易生病、睡得更香、记忆力更好、更聪明、更长寿。为了更好地与朋友相处，我们还需铭记：受恩在于必报，施惠还需早忘。朋友之间要有边界，不要强朋友所难。

交一些朋友，可以从丰富多彩的集体活动中体会温暖和友谊，遇到困难时可以尝试向朋友寻求帮助。如果伤心的时候有朋友安慰，成功的时候有朋友祝福，失败的时候有朋友鼓励，那样的人生是很幸福的。

拥有几个知心朋友，对身心健康，乃至工作、事业、家庭都有好的影响。

（六）适度户外活动

户外活动有很多益处，对我们的身体、大脑和思想都有好处，尤其是对长期在室内的儿童和办公室工作人员更显重要。

户外活动使人获得更多的阳光照射，能增进身体健康。阳光照射可促进维生素 D 的合成，维生素 D 的主要作用是增加钙、磷的肠道吸收，促进生长和骨骼钙化，提高儿童关节和肌肉的活动能力，改善成人骨质疏松症状。阳光照射能缓和疼痛。研究表明，长期暴露在光照条件下的人不容易紧张，感受到的疼痛也相对少一些。户外运动可以协助改善季节性情感障碍。季节性情感障碍通常发生在光照相对较弱的秋冬季，即使是冷天或者阴天，多在户外停留也有利于减少季节性情感障碍的威胁。

户外活动使人精神更放松、精力更充沛、头脑更清晰、创造力更强。户外活动有更多的机会亲近绿色植物、感受花香。绿色增加心理能量，在绿色场景前锻炼的人会更加轻松，而且更加积极。玫瑰、刚割的草场或者松木这些自然气味可以让人感觉更加安宁和放松。室内工作累了，到户外开阔地走走，可以给我们的大脑充能。如果你正在为写一个活动方案发愁，那么放下电脑，去美丽的户外玩一玩，可能你的方案就有了眉目。户外活动能满足孩子好动与探究的本性。在户外活动中，孩子常常是活动的主动参与者，所受到的制约大大减少，因此能更好地发挥他们的想象力、动手能力和创造力。

研究指出，适度的户外运动是对抗抑郁症最有效和天然的药物。从事室内工作的人，平时每天要有 2 小时室外活动，双休日最好安排 2 个下午到户外活动。当然，户外活动也要把握好时机和天气。夏天烈日当空时不宜户外活动，以免中暑；冬天大雾弥漫时也不适宜户外活动，以防生病。

适度的户外运动是对抗抑郁症最有效和天然的药物。

（七）保护好感觉通道

人类靠视、听、触、嗅、味等感觉通道获得外界信息，加工并产生情绪体验。杏仁核对负面的感官信息易产生负面情感反应，从而激发内分泌和交感神经系统，导致压力激素长期偏高，一些重要神经递质下降，使身体产生不良反应，也易致不良大脑回路，产生负面意念。因此，保护好自己的眼睛、耳朵等感觉通道，避免过多地受刺激、受干扰十分重要。尽可能不要观看过于悲伤、过于血腥、灾难性的画面，不要阅读太多的负面消息。令你伤感的地方不要去，对会惹你生气的人敬而远之，对于不可抗拒的刺激，要提高承受能力。

目前，一些青少年热衷玄幻小说，让很多父母倍感担忧。其实，玄幻小说本身既有正面作用也有负面作用。每个时代都会给人们留下烙印，每代人都是在一些电影、电视剧、歌曲、小说等陪伴下成长的，就像金庸的武侠小说、琼瑶的爱情小说、周杰伦的歌陪伴了无数人的成长，玄幻小说也是如此。玄幻小说除了可以激发想象力，还可激励人奋发向上，但也可能诱人一味追求刺激、幻想，热衷魔法妖道，以致脱离现实，产生虚无感。玄幻小说带给青少年的好处多还是坏处多，取决于度的把握。过度沉迷其中肯定有害。对青少年阅读玄幻小说之事宜疏不宜堵，否则会适得其反。对此，社会、学校和家庭都有义务营造良好的沟通氛围，使青少年愿意与外部世界交流，从而减少其内在交流的需求。看玄幻小说就是一种内在的交流。

尽可能不要观看过于悲伤、过于血腥和灾难性的画面，不要阅读太多的负面消息。

（八）培养广泛的兴趣爱好

兴趣是人认识某种事物或从事某种活动的心理倾向，并且总是伴随着快乐、喜欢、高兴等积极的情感。兴趣爱好使生活更有乐趣，更丰富多彩，也可以让人结交更多的朋友。兴趣和爱好可以成为一种向上的精神支柱。在这种支柱的支配下，我们会感到生活非常充实，世间特别美好。兴趣和爱好可以提升观察力、思维力、想象力、注意力和意志力，并带给我们无穷的力量。

人们在做自己感兴趣事情的时候，都会全身心地投入，进入一种物我两忘的境界。做自己感兴趣的事，可以将你的思想从忧虑中移开，把疲乏减至最低，并帮助你享受一段属于自己的时光。快乐的秘诀之一就是做自己喜欢做的事。它能够让你充满热情，更加充实，增进整体生命的品质。做自己喜欢做的事，能使人忘却悲哀和劳累，获得平和充实的幸福感，也是疲劳的减压阀。

丘吉尔曾说："要获得真正幸福平安的心境，一个人至少应有两三种实实在在的爱好。"广泛的兴趣爱好是抑郁的"救生圈"。当一个人的人生只有一种选择的时候，他的快乐也只能是单向选择，这种快乐也是不稳定的。兴趣爱好表面作用是消除无聊、消解疲乏或焦虑、获得快乐与满足，它的更深层意义在于提升抵抗心理、情绪风险的能力，让我们更独立、更自由。

总之，兴趣爱好对我们的学习、生活和成长有很重要的作用。因此，我们要培养多种兴趣爱好，如听音乐、玩乐器、去旅游、爱阅读、保持好奇心等。这样我们就能成为自己的太阳，在自身遇到困难时可以照亮自己，排解心中的郁闷，在别人需要时也能温暖他人，让世界更美好。

兴趣和爱好可以成为一种向上的精神支柱，使生活更有乐趣，更丰富多彩。

（九）阅读一些好书

阅读是一种态度，一种品质，一种情怀，一种境界。阅读是人类最优美的姿态，是生命的矿物质和营养素。人生之旅，贵在修炼，修炼的重要方式之一就是阅读。阅读很重要，正如莎士比亚所说："生活里没有书籍，就好像没有阳光；智慧里没有书籍，就好像鸟儿没有翅膀。"

阅读可以丰富知识，增长才干。我们处于知识爆炸的时代，许多人常常有知识恐慌的感觉。知识从哪里来？一是从实践中来，二是从书本中来。对于实践，因各种条件所限，能完成的项目非常有限。对于阅读，涉及的面却可以很广泛。书是容量无限的载体，承载着历史，描绘着当下，畅想着未来。有先贤说过："不读书的人，只能活一辈子；多读书的人，能活三辈子——过去、现在和将来。"书读得越多，获取的知识就越多。杜甫有"读书破万卷，下笔如有神"的说法。书读得多了，知识就丰富了，思路也开阔了，解决问题的能力就提升了。

阅读助人明辨是非，坚定信念。书是前人智慧的结晶，是智者真知灼见的积累。书中记载着无数宝贵的成功经验和失败教训。读书可以增长生活智慧，加深对人生的理解，训练评判性思维，丰富处事技巧，增强自信心，从而明辨是非，坚定信念。如此，在重大事件面前我们方能沉着镇静，临危不乱，应对自如；在巨大困难面前，我们才能无所畏惧，心志坚定，勇往直前；在重要选择面前，我们才能胸怀主见，心无旁骛，坚定不移。也只有这样，我们才能在社会巨变时，始终把握好自己的小趋势，向着心中的绿洲前进。

阅读可以修身养性，提升品质。俗话说"知书达礼，无知才能无畏"。读书让人变得理性、文明、高尚、有气质。在书中，我们可以与孔孟谈礼数，与文王论易经，与司马迁说历史，与李白赏诗词。腹有诗书气自华，好的书能引起人们强烈的美感，使人超越自己的处境而进入另一个世界，从而减轻心理压力，使身心舒畅。读书有如最美丽、最优雅的思想交流，让人的心灵得到净化和升华。处在滚滚红尘之中，我们难免性情浮躁，焦灼不安；阅读却有凝神静气的作用。多读书的人，谈吐风趣，举止得体，情趣高雅，灵魂有趣，精神饱满，自有生活的品位。多读书、读好书，让我们在潜移默化中脱胎换骨，散发出高贵而迷人的"书卷气"。

阅读如此重要，我们应该怎样进行呢？首先，将阅读变成一种习惯，坚持不懈。另外，正如杨绛先生所说："用生活所感去读书，用读书所得去生活。"

人生之旅，贵在修炼，修炼的重要方式之一就是阅读。

（十）保护好头部

孟子曰："心之官则思，思则得之，不思则不得也。"此处之心不是指心脏而是指大脑。"心之官则思"意思是大脑的功能就是思维。大脑是灵魂的硬件，大脑的运行状况决定着我们的快乐程度以及与人之间相互影响的程度。大脑的思维功能与其生理功能有很大的关系，思维影响行为，因此大脑状况与行为密切相关。人类行为极其复杂，不像表面上看到的那么简单。据报道，攻击性行为的产生可能和左颞叶病变如囊肿或癫痫病灶等有关。另外，头部受伤也可致抑郁且仅用抗抑郁药治疗效果不佳，因此要养成保护头部的好习惯。在脑部可能受伤的危险场景（如高空作业、溜冰、滑雪、穿行建筑工地等），一定要采取妥善的安全措施（如戴安全帽），做好头部安全防护。

> 大脑是灵魂的硬件，要养成保护头部的好习惯。

八、抗抑郁生活及心智习惯清单

影响人类寿命的因素中，生活方式占 60%，遗传因素占 15%，社会因素占 10%，医疗占 8%，环境因素占 7%。形成健康的生活习惯是促进健康的源头，也是建设健康中国的切入点。每个人都是自己健康的作者,命运掌握在自己手中,命好不如习惯好,命不好更要习惯好。

培养良好的抗抑郁生活及心智习惯,需要做到以下方面:

(1) 每天做 15 分钟正念呼吸练习。
(2) 早餐进食含较高量酪氨酸的食物。
(3) 减少进食"非天然的加工食物"。
(4) 每天至少吃 2 种水果及 3 种蔬菜。
(5) 每天喝 2 000~2 500 mL 白开水。
(6) 晚餐进食含较高量色氨酸的食物。
(7) 每天做 30~60 分钟运动。
(8) 尝试走出"舒适区"。
(9) 每天睡 6~8 小时。
(10) 改善人际关系。
(11) 与别人分享自己的感受。
(12) 学习时间管理。
(13) 提升解决问题的能力。
(14) 学习压力管理。

第四章
焦虑与抑郁的区别、联系及焦虑与抑郁自查

一、焦虑与抑郁的区别和联系

焦虑障碍和抑郁障碍这两者是不同的，有着本质的区别。临床上，焦虑障碍是脑功能警觉性增高的心理疾病，显著特点是经常性恐慌、紧张过度、患者常常感到不安；抑郁障碍是一种精神功能全面低下和抑制性心理疾病，大多数情况下表现为患者心情抑郁、行动迟缓、精力和脑力不足。

虽然焦虑障碍和抑郁障碍的核心症状有区别，但两者之间也有联系。焦虑障碍和抑郁障碍患者可能出现共同的症状，如都可能出现睡眠障碍、食欲不振、注意力不集中、疲惫、易激惹及多种躯体症状。两者的潜在发病机制也有相同之处：一是都与神经递质 5-HT 和 NE 功能异常密切相关；二是都与大脑边缘系统有关。另外，焦虑抑郁障碍共病率高，中国焦虑障碍协作组进行的抑郁障碍与焦虑障碍的共病研究结果显示抑郁障碍患者焦虑障碍的共病发生率为68.9%。在新版的各大指南及 DSM-5 中，抑郁分型均新增了焦虑型抑郁障碍分型。

焦虑障碍是紧张向上的心理疾病，而抑郁障碍是情绪向下的心理疾病，相对来讲抑郁障碍比焦虑障碍造成的死亡率更高一些。焦虑障碍共病抑郁障碍的患者比仅有焦虑障碍或抑郁障碍的患者症状更严重、病程更长，功能损害更严重、自杀风险更高。

焦虑障碍是紧张向上的心理疾病，而抑郁障碍是情绪向下的心理疾病。

二、焦虑、抑郁自查方法

（一）单个项目自查法——心理痛苦温度计

应用心理痛苦温度计进行粗略、简单、直观自评，评估自己近一周的心理痛苦水平并应用问题清单探索引起心理痛苦的具体原因，心理痛苦≥3分者建议寻求专业人员帮助。

说明：请圈出一个数字（0~10），最恰当地表示您在过去一周的心理痛苦程度。

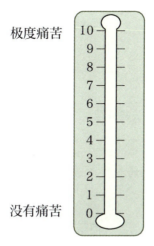

心理痛苦温度计

请指出引起您心理痛苦的问题，选择是或否。

是	否	实际问题	是	否	生理问题
☐	☐	照顾孩子	☐	☐	外表
☐	☐	家务	☐	☐	洗澡/穿衣
☐	☐	保险/经济问题	☐	☐	呼吸
☐	☐	交通出行	☐	☐	排尿改变
☐	☐	工作/上学	☐	☐	便秘
☐	☐	治疗决策	☐	☐	腹泻
			☐	☐	进食

是	否	家庭问题			
			☐	☐	疲乏
☐	☐	与孩子相处	☐	☐	水肿
☐	☐	与配偶相处	☐	☐	发热
☐	☐	生育能力	☐	☐	头晕
☐	☐	家庭健康问题	☐	☐	消化不良
			☐	☐	记忆力/注意力

是	否	情感问题			
			☐	☐	口腔溃疡
☐	☐	抑郁	☐	☐	恶心
☐	☐	恐惧	☐	☐	鼻子干燥/充血
☐	☐	紧张	☐	☐	疼痛
☐	☐	悲伤	☐	☐	性
☐	☐	担忧	☐	☐	皮肤干燥/瘙痒
☐	☐	对日常活动失去兴趣	☐	☐	睡眠
			☐	☐	物质滥用
			☐	☐	手/脚麻木

☐ ☐ 信仰/宗教问题

其他问题：

问题清单

（二）多个项目自查法——焦虑自评量表

焦虑自评量表（self-rating anxiety scale，SAS）包含 20 个项目，分为 4 级评分。请您仔细阅读以下内容，根据您最近一周的实际感觉，在相应的数字前点击表示。目前主要的情绪和躯体症状的自评请根据自觉症状的程度选择。所有题目均共用答案，请在 A、B、C、D 下划"√"，每题限选一个答案。

1. 我觉得比平常容易紧张和着急。
    A. 很少（1分）　　　　　　B. 小部分时间（2分）
    C. 相当多的时间（3分）　　D. 绝大部分时间（4分）
2. 我无缘无故地感到害怕。
    A. 很少（1分）　　　　　　B. 小部分时间（2分）
    C. 相当多的时间（3分）　　D. 绝大部分时间（4分）
3. 我容易心里烦乱或觉得惊恐。
    A. 很少（1分）　　　　　　B. 小部分时间（2分）
    C. 相当多的时间（3分）　　D. 绝大部分时间（4分）
4. 我觉得我可能将要发疯。
    A. 很少（1分）　　　　　　B. 小部分时间（2分）
    C. 相当多的时间（3分）　　D. 绝大部分时间（4分）
*5. 我觉得一切都很好。
    A. 很少（4分）　　　　　　B. 小部分时间（3分）
    C. 相当多的时间（2分）　　D. 绝大部分时间（1分）
6. 我手脚发抖打颤。

A. 很少（1分） B. 小部分时间（2分）

C. 相当多的时间（3分） D. 绝大部分时间（4分）

7. 我因为头痛、头颈痛和背痛而苦恼。

    A. 很少（1分） B. 小部分时间（2分）

    C. 相当多的时间（3分） D. 绝大部分时间（4分）

8. 我感觉容易衰弱和疲乏。

    A. 很少（1分） B. 小部分时间（2分）

    C. 相当多的时间（3分） D. 绝大部分时间（4分）

*9. 我觉得心平气和，并且容易安静坐着。

    A. 很少（4分） B. 小部分时间（3分）

    C. 相当多的时间（2分） D. 绝大部分时间（1分）

10. 我觉得心跳得很快。

    A. 很少（1分） B. 小部分时间（2分）

    C. 相当多的时间（3分） D. 绝大部分时间（4分）

11. 我因为一阵阵头晕而苦恼。

    A. 很少（1分） B. 小部分时间（2分）

    C. 相当多的时间（3分） D. 绝大部分时间（4分）

12. 我有晕倒发作或觉得要晕倒似的。

    A. 很少（1分） B. 小部分时间（2分）

    C. 相当多的时间（3分） D. 绝大部分时间（4分）

*13. 我吸气呼气都感到很容易。

    A. 很少（4分） B. 小部分时间（3分）

    C. 相当多的时间（2分） D. 绝大部分时间（1分）

14. 我手脚麻木和刺痛。

A. 很少（1分） B. 小部分时间（2分）

C. 相当多的时间（3分） D. 绝大部分时间（4分）

15. 我因为胃痛和消化不良而苦恼。

    A. 很少（1分） B. 小部分时间（2分）

    C. 相当多的时间（3分） D. 绝大部分时间（4分）

16. 我常常要小便。

    A. 很少（1分） B. 小部分时间（2分）

    C. 相当多的时间（3分） D. 绝大部分时间（4分）

*17. 我的手常常是潮湿的。

    A. 很少（4分） B. 小部分时间（3分）

    C. 相当多的时间（2分） D. 绝大部分时间（1分）

18. 我脸红发热。

    A. 很少（1分） B. 小部分时间（2分）

    C. 相当多的时间（3分） D. 绝大部分时间（4分）

*19. 我容易入睡并且一夜睡得很好。

    A. 很少（4分） B. 小部分时间（3分）

    C. 相当多的时间（2分） D. 绝大部分时间（1分）

20. 我做噩梦。

    A. 很少（1分） B. 小部分时间（2分）

    C. 相当多的时间（3分） D. 绝大部分时间（4分）

评分标准：

正向计分题 A、B、C、D 按 1、2、3、4 分计；

反向计分题 A、B、C、D 按 4、3、2、1 计分；

反向计分题号：5、9、13、17、19。

评定结束后，把 20 个项目的分数相加得出总分，再乘以 1.25 取整数，即得标准分。

结果解释：

低于 50 分者为正常；

50~59 分者为轻度焦虑；

60~69 分者为中度焦虑；

70 分及以上为重度焦虑；

中度以上焦虑建议到心理科或精神科就诊。

（三） 多个项目自查法——抑郁自评量表

抑郁自评量表（self-rating depression scale，SDS）共有 20 个题目，分别列出了有些人可能会有的问题。请仔细阅读每一条目，然后根据最近一周内你的实际感受，选择一个与你的情况最相符合的答案。不要花费太多的时间去思考，顺其自然，根据第一印象作出判断。每一个问题都要回答，不要遗漏，以避免影响测验结果的准确性。

1. 我觉得闷闷不乐，情绪低沉。
   A. 很少（1分）　　　　　　　B. 小部分时间（2分）
   C. 相当多的时间（3分）　　　D. 绝大部分时间（4分）
*2. 我觉得一天之中早晨最好。
   A. 很少（4分）　　　　　　　B. 小部分时间（3分）

第四章
焦虑与抑郁的区别、联系及焦虑与抑郁自查

C. 相当多的时间（2分）　　D. 绝大部分时间（1分）

3. 我一阵阵哭出来或觉得想哭。

    A. 很少（1分）　　　　　B. 小部分时间（2分）

    C. 相当多的时间（3分）　　D. 绝大部分时间（4分）

4. 我晚上睡眠不好。

    A. 很少（1分）　　　　　B. 小部分时间（2分）

    C. 相当多的时间（3分）　　D. 绝大部分时间（4分）

*5. 我吃得跟平常一样多。

    A. 很少（4分）　　　　　B. 小部分时间（3分）

    C. 相当多的时间（2分）　　D. 绝大部分时间（1分）

*6. 我与异性密切接触时和以往一样感到愉快。

    A. 很少（4分）　　　　　B. 小部分时间（3分）

    C. 相当多的时间（2分）　　D. 绝大部分时间（1分）

7. 我发觉我的体重在下降。

    A. 很少（1分）　　　　　B. 小部分时间（2分）

    C. 相当多的时间（3分）　　D. 绝大部分时间（4分）

8. 我有便秘的苦恼。

    A. 很少（1分）　　　　　B. 小部分时间（2分）

    C. 相当多的时间（3分）　　D. 绝大部分时间（4分）

9. 我心跳比平时快。

    A. 很少（1分）　　　　　B. 小部分时间（2分）

    C. 相当多的时间（3分）　　D. 绝大部分时间（4分）

10. 我无缘无故地感到疲乏。

    A. 很少（1分）　　　　　B. 小部分时间（2分）

C. 相当多的时间（3分）   D. 绝大部分时间（4分）

*11. 我的头脑跟平常一样清楚。

    A. 很少（4分）   B. 小部分时间（3分）

    C. 相当多的时间（2分）   D. 绝大部分时间（1分）

*12. 我觉得经常做的事情并没有困难。

    A. 很少（4分）   B. 小部分时间（3分）

    C. 相当多的时间（2分）   D. 绝大部分时间（1分）

13. 我觉得不安而平静不下来。

    A. 很少（1分）   B. 小部分时间（2分）

    C. 相当多的时间（3分）   D. 绝大部分时间（4分）

*14. 我对将来抱有希望。

    A. 很少（4分）   B. 小部分时间（3分）

    C. 相当多的时间（2分）   D. 绝大部分时间（1分）

15. 我比平常容易生气、激动。

    A. 很少（1分）   B. 小部分时间（2分）

    C. 相当多的时间（3分）   D. 绝大部分时间（4分）

*16. 我觉得作出决定是容易的。

    A. 很少（4分）   B. 小部分时间（3分）

    C. 相当多的时间（2分）   D. 绝大部分时间（1分）

*17. 我觉得自己是个有用的人，有人需要我。

    A. 很少（4分）   B. 小部分时间（3分）

    C. 相当多的时间（2分）   D. 绝大部分时间（1分）

*18. 我的生活过得很有意思。

    A. 很少（4分）   B. 小部分时间（3分）

第四章
焦虑与抑郁的区别、联系及焦虑与抑郁自查

C. 相当多的时间（2分） D. 绝大部分时间（1分）

19. 我认为如果我死了别人会生活得好些。

    A. 很少（1分） B. 小部分时间（2分）

    C. 相当多的时间（3分） D. 绝大部分时间（4分）

*20. 平常感兴趣的事我仍然照样感兴趣。

    A. 很少（4分） B. 小部分时间（3分）

    C. 相当多的时间（2分） D. 绝大部分时间（1分）

评分标准：

正向计分题 A、B、C、D 按 1、2、3、4 分计；

反向计分题按 4、3、2、1 计分；

反向计分题号：2、5、6、11、12、14、16、17、18、20。

评定结束后，把 20 个项目的分数相加，然后乘以 1.25，取整数部分，就得到标准分。

结果解释：

标准分低于 53 分者为正常；

标准分 53~62 分提示轻度抑郁；

标准分 63~72 分提示中度抑郁；

标准分 73 及以上提示重度抑郁。

中度以上抑郁建议到心理科或精神科就诊。

第五章
与焦虑、抑郁相关的躯体不适障碍

躯体化障碍、躯体不适障碍或躯体体验障碍以存在让患者痛苦的躯体症状和对症状的过度关注为特点，同时，至少具有以下三项之一：对躯体症状严重度不恰当且持续的思维、对健康状况或躯体症状持续高水平的焦虑、在症状或健康担忧上消耗过多的时间和能量。这类患者的相关临床检查和化验结果往往没有异常，或者虽有轻微异常但不足以解释患者的症状，并且正常的检查和化验结果以及一般的安慰不能减轻患者的痛苦和患者对症状的过度关注程度。躯体症状持续存在，大部分持续至少几个月。通常情况下，躯体化障碍可能有多种症状且随时间而变化，偶尔只有单一症状如疼痛或疲劳。虽然半数以上的躯体化障碍患者存在明显的焦虑或抑郁情绪，但仍有些躯体症状障碍患者并没有明显的焦虑或抑郁情绪。躯体化障碍根据严重程度可以分为轻度、中度和重度。

患者的人格特质及不良情绪可能会使感知觉过敏，使患者对躯体的信息感觉增强，会不自觉地注意躯体的感觉，并以躯体不适作为解释。研究发现，文化水平低的患者通常不善于用语言表达内心的情感，患者描述躯体的不适相对更容易。如果患者认为不良的情绪是一种无能的表现，则不愿意直接表述此类情绪，而患者认为躯体不适可以作为一种能被常人接受的表达方式。此类患者会不自觉地掩饰自己的不良情绪，去过度关注自己的躯体不适。

不同的学科对躯体症状的解读可能不一样。从物理、化学、生物学角度看，躯体症状是与组织损伤和潜在损伤相关的不愉快的主观感受，这个观点得到了广泛的认同。从心理学和社会学的角度看，躯体症状是躯体组织或器官对外界环境的诉求，是缓解内心冲突的重要途径，也是情绪本身特别是负性情绪的直接表现。疾病在相当大程度上是潜意识制造出来的图画。也就是说，有些人的有些症状是潜意识需要的，这类躯体症状可以为患者提供两个好处：一是通过变相发泄，缓解情绪冲动；二是通过呈现患者角色，可以回避不愿承担的任务和责任，并获得周围人的关心照顾。文化层次较低而不善于表达内心深藏的情感者，情感往往以"器官语言"的形式表达出来，具体表现为各种躯体不适，并且常常让旁观者听起来觉得其有夸大躯体不适症状之嫌。另外，躯体症状障碍患者往往因生活事件而发病，且以长期性应激为主，可能是其慢性迁延病程的原因。创伤性经历的记忆可被储存于意识范围之外，并表现为躯体症状。情绪表达受特定的社会文化影响。在发展中国家或发达地区的基层社会，负性情绪常被看成是耻辱的表现，从而阻碍了该类情绪的直接表露，而以躯体不适的主诉表达出来。

这类问题的患者刚开始看医生时往往是根据症状所在部位选择医生，比如腹胀、腹痛者常常首先选择消化内科或胃肠外科医生，头痛者首选神经内科或神经外科医生。但是治疗效果不满意导致患者不停地换医生或者换医院，从而出现"逛医生（doctor shopping）"或者"逛医院（hospital shopping）"的行为。躯体症状障碍患者本来就因难以描述的身体不适非常痛苦，当多次看医生没有明显效果或者有医生根据检查结果说患者没有病时,患者非常绝望。患者家人反复陪同患者看病,当从多个医院的多个医生那里得到的答案都是患者没有病时,也逐渐开始不理解患者的痛苦甚至认为患者在装病,这样使得本来就很痛苦的患者因不被至亲理解而更加痛苦。这类患者可能继续逛医,也可能到心理科就诊。通过心理治疗和(或)抗焦虑抑郁药物治疗以及养成健康的生活习惯等系统干预措施,患者症状通常会有明显好转。

有效治疗患者躯体症状,真正解决患者心理痛苦需要秉持心身统一的观点以及多元化的临床思维模式。如单纯心理治疗效果不好,可加用药物治疗。对"抑制性症状"的抗抑郁治疗、对"激惹性症状"的抗焦虑治疗常常能够起到减轻或消除躯体症状的作用。

疾病在相当大程度上是潜意识制造出来的图画。

案例1: 患者,男,53岁,2010年开始常感头痛,多次在神经内科就诊,做过头颅CTA,未发现器质性病变;后感眼部疼痛,相关检查无异常改变;为治疗头痛,长时间服用脑络通胶囊。2019年5月感颈部疼痛,到骨科就诊,MRI检查无明显病变;自觉眼部疼痛,检查仍未发现病变;2019年7月31日、8月13日因出现胸闷、胸痛、喉部阻塞感,以致夜不能寐且无法正常工作去心内科就诊，心脏相关检查提示无器质性病变，医生建议患者看心理科。心理医生接诊后，了解到患者对工作中的一些压力应对有些困难，因此，和患者就如何应对所面临的压力进行了讨论，同时向患者推荐了基于 SABC 模式的焦虑抑郁防治措施，并给予了抗焦虑抑郁药物治疗。治疗效果较好，用患者的话说是获得了新生。在心理科治疗后近半年时间一直未使用其他任何药物，未出现头颈疼痛症状，胸痛、胸闷的症状消失。

案例 2： **来访者**，女，29 岁，大学文化，因非常担心患尿路感染 2 周来心理门诊咨询。

咨询师：为什么到心理门诊来呢？

来访者：我想知道我为什么这么害怕患尿路感染？

咨询师：那你发生尿路感染了吗？

来访者：发生过一次，已经治好了，但是我害怕再次发生尿路感染，所以走哪里都会带上治疗用药。

咨询师：其实，就算是患了尿路感染也不是多大的事，因为它的治疗效果很好。

来访者：我知道，可是我就是很害怕会再次发生尿路感染。

咨询师：发生尿路感染前你的生活中有什么特别的事发生吗？

来访者：没有。

咨询师：夫妻关系怎么样？

来访者：很好。我先生是位医生，他对我很好，很尊重我。

咨询师：有人说过分的担心就是希望。这句话什么意思呢？你说你特别担心会再次发生尿路感染，换句话说就是你特别希望你发生尿路感染。

来访者：我怎么可能希望我自己发生尿路感染呢？

咨询师：请问你和先生的性生活怎么样？

来访者：哎呀，那是我最不喜欢的事（声调提高了，没有前面那么淡定了）。

咨询师：（至此，咨询师已知道了答案）你和先生上床睡觉的时间同步吗？

来访者：不，我先睡觉，他会玩电脑，迟迟不上床。

咨询师：现在你是不是觉得其实你有时候是希望自己发生尿路感染的？

来访者：（沉默了一会儿）好像是这样。因为这样我就可以有很好的理由不过性生活了。

咨询师：性生活是可以不过了，可是这样做可能导致你和先生的关系发生变化呀！

这可以说是一个一次单元心理治疗案例。后来在一次偶然的机会，咨询师碰到了这个来访者，来访者向咨询师表示感谢，并且说她担心的那个问题已经解决了。

案例 3： 患者，女，42 岁，初中文化，从 2007 年开始感胸口堵、胸闷、吃不下干饭、有一股气流从腹部往上直到额头，曾去多家医院心内科、消化科就诊过，相关检查无明显异常，也曾花费十几万元参加心灵鸡汤的课程培训，效果不佳。症状持续了 8~9 年，其间去过很多医院，看了很多医生，虽然家人每次都会陪同去看医生，但耐心消耗殆尽，因为检查结果无异常，医生也说她没病，以致家人也开始怀疑她装病。可患者就是感觉很不舒服，不想出去应酬，一天在家唉声叹气，整个家庭氛围变得非常压抑。后来，患者及家人来到心理门诊，经过初步问诊，医生了解到患者出现症状前其丈夫有出轨行为，于是建议患者进行家庭治疗（共计 6 次）、运动治疗和抗焦虑、抑郁药物联合治疗。治疗后症状明显好转，胸堵、胸闷症状消失，可以正常进食，自诉腹部到额头的气流感仍然存在，但已大大减弱。最让一家人开心的是患者又开始出去参加各种应酬了，家庭氛围也好转了。

参考资料

1. National Comprehensive Cancer Network. NCCN Clinical Practice Guidelines in Oncology-Distress Management（Version 1. 2020）
2. 戴晓阳. 常用心理评估量表手册［M］. 北京：人民军医出版社，2015：133，153.
3. 国家卫生健康委. 国际疾病分类第十一次修订本（ICD-11）中文版.
4. World Health Organization. International Classification of Diseases-Mortality and Morbidity Statistics（ICD-11 MMS-2018）.
5. James Morrison. DSM-5 made easy：The Clinician's Guide to Diagnosis［M］. New York：The Guilford Press，2014：249-276.
6. 郝伟，陆林. 精神病学［M］. 8版. 北京：人民卫生出版社，2018：105-119，130-141.
7. 丹尼尔·阿门. 大脑处方［M］. 肖轶，郭小社，译. 北京：中国社会科学出版社，2003：291-298.
8. 艾伦·B·知念. 童话中的男性进化史［M］. 陈宇飞，译. 桂林：广西师范大学出版社，2016：25-26.
9. Wang, W, Grech, A, Gemming, L, et al. Breakfast size is associated with daily energy intake and diet quality［J］. Nutrition，2020，75-76：110764.
10. Haghighatdoost F, Feizi A, Esmaillzadeh A, et al. Breakfast skipping alone and in interaction with inflammatory based quality of diet increases the risk of higher scores of psychological problems profile in a large sample of Iranian adults［J］. J Nutr Sci，2021，10：e10.
11. 张婍，王淑娟，祝卓宏. 接纳与承诺疗法的心理病理模型和治疗模式［J］. 中国心理卫生杂志，2012，26（5）：377-381.
12. 任志洪，赵春晓，卞诚等. 接纳承诺疗法的作用机制——基于元分析结构方程模型［J］. 心理学报 2019，51（6）：662-676.
13. Assaz D A, Roche B, Kanter J W, et al. Cognitive defusion in acceptance and

commitment therapy: What are the basic processes of change [J]. The Psychological Record, 2018, 68 (4): 405-418.
14. 爱丽丝，博伊斯. 真正的接纳，就是爱上不完美的自己 [M]. 李昀烨，译. 北京: 中国友谊出版公司, 2019: 3-15.
15. 卡尔. 纽波特. 优秀到不能被忽视 [M]. 张宝，译. 北京: 北京联合出版公司, 2016: 45-51.
16. Dasha G, Nee K G, Ming W R M. The Effect of Pets on Human Mental Health and Wellbeing during COVID-19 Lockdown in Malaysia [J]. Animals, 2021, 11 (9): 2689.
17. 许惠婧，吴倩，王小妮. 面向独居女性的智能陪伴机器人的服务设计研究 [J]. 工业设计, 2020, 5: 117-118.
18. 梁梦瑶，罗浩东，黄雨. 理性情绪行为疗法在愤怒管理中的应用 [J]. 现代商贸工业, 2020, 41 (19): 145-146.
19. Lloyd J, Johnston L, Lewis J. Psychiatric assistance dog use for people living with mental health disorders [J]. Front Vet Sci, 2019, 6: 166.
20. MacLean P D. Evolutionary psychiatry and the triune brain [J]. Psychological Medicine, 1985, 152.
21. 王善梅，许允帅，钱丽菊. ICD-11 精神、行为及神经发育障碍分类主要变化 [J]. 中国神经精神疾病杂志, 2020, 46 (01): 43-45.
22. 杨杰霖，李鹤展. 广泛性焦虑障碍的病因机制与治疗综述 [J]. 中外医学研究, 2015, 13 (17): 154-157.
23. 李娜，安宇，张永录，等. 中国汉族人群 GAD1 和 GABRB3 基因启动子区单核苷酸多态性与精神分裂症的关联研究 [J]. 上海交通大学学报 (医学版), 2020, 40 (03): 310-316.
24. 陈兆斌，张博，刘秀敏，等. 焦虑症发病机制的研究进展 [J]. 天津中医药, 2018, 35 (04): 316-320.
25. 王佳，李雨霏，李俊蓉. 积极心理学视域下的留学生心理健康趋同教育实践: 以重庆医科大学为例 [J]. 中华医学教育探索杂志, 2017, 16 (08): 834-837.
26. 王紫阳. 基于脑电的音乐反馈抑郁情绪调节方法研究与应用 [D]. 兰州大学, 2019.
27. 冯结映，黄飚，钟小玲，等. 帕金森病的静息态脑功能局部一致性研究 [J]. 中国临床医学影像杂志, 2015, 26 (12): 844-847.